DES

MALADIES PUERPÉRALES

OBSERVÉES A L'HOPITAL SAINT-LOUIS EN 1867

CONSIDÉRATIONS SUR LEUR ÉTIOLOGIE

DES

MALADIES PUERPÉRALES

OBSERVÉES

A L'HOPITAL SAINT-LOUIS EN 1867

CONSIDÉRATIONS SUR LEUR ÉTIOLOGIE

PAR

LE Dr EMILE THIERRY

ANCIEN INTERNE EN MÉDECINE ET EN CHIRURGIE DES HÔPITAUX DE PARIS,
LAURÉAT DE LA FACULTÉ (MÉDAILLE D'OR, PRIX MONTYON),
(MÉDAILLE DE BRONZE DE L'ASSISTANCE PUBLIQUE, INTERNAT, 1867),
ANCIEN INTERNE DES HÔPITAUX ET HOSPICES DE ROUEN,
EX-PROSECTEUR A L'ÉCOLE DE MÉDECINE DE ROUEN,
LAURÉAT DE L'ÉCOLE (MÉDAILLE D'OR, PRIX PILLORE),
MEMBRE DE LA SOCIÉTÉ ANATOMIQUE ET DE LA SOCIÉTÉ MÉDICALE D'OBSERVATION.

PARIS
ADRIEN DELAHAYE, LIBRAIRE-EDITEUR
PLACE DE L'ÉCOLE-DE-MÉDECINE

1868

DES

MALADIES PUERPÉRALES

OBSERVÉES

A L'HOPITAL SAINT-LOUIS EN 1867

CONSIDÉRATIONS SUR LEUR ÉTIOLOGIE

INTRODUCTION

Les affections puerpérales ont de tout temps appelé l'attention des observateurs. Il suffit de considérer leur fréquence, leur marche rapide, leur terminaison presque fatalement mortelle, le grand nombre de leurs victimes, l'âge et la position des personnes sur lesquelles elles sévissent, pour comprendre qu'elles doivent s'imposer d'elles-mêmes à l'étude et combien est grand l'intérêt qui s'attache aux questions qu'elles soulèvent. Si le nombre des travaux dont elles ont été l'objet est considérable, celui des opinions émises sur leur nature et leur origine ne l'est pas moins.

Pour ne parler que de notre époque, depuis les mémoires de MM. Voillemier (1), Tardieu (2), Bourdon (3) et Botrel (4), jus-

(1) Voillemier, Histoire de la fièvre puerpérale qui a régné épidémiquement aux cliniques. *Journ. des conn. médico-chirurg.*, 1840.

(2) Tardieu, Observations et recherches critiques sur les différentes formes des affections puerpérales. *Journ. des conn. méd.-chirurg.*, 1841.

(3) Bourdon, sur la fièvre puerpérale à l'Hôtel-Dieu en 1840.

(4) Botrel, Mémoire sur l'angioleucite utérine puerpérale. *Arch. gén. de méd.*, 1845, 4e série, t. VII.

qu'aux travaux de MM. Guyon (1), Trélat (2), Lauth (3) et Hervieux (4), la fièvre puerpérale a été le sujet de publications et de thèses importantes, thèses soutenues pour la plupart par d'anciens internes de la Maternité. Je ne les énumérerai point ici, devant trouver l'occasion de les mentionner séparément plus loin. A ces travaux isolés, j'ajouterai les discussions qui ont eu lieu à l'Académie de médecine en 1858 et à la Société de chirurgie en 1866.

A l'Académie de médecine, les différents orateurs qui ont pris part à la discussion ont examiné successivement trois points : 1° la nature de la maladie, 2° son mode de développement, 3° son traitement. Sur le premier de ces trois points qui a été le plus généralement étudié, il s'est formé deux camps distincts. Existe-t-il une fièvre puerpérale, essentielle, ou n'existe-t-il que des maladies survenant dans l'état puerpéral?

La doctrine de l'essentialité a été soutenue avec beaucoup de talent par MM. Danyau, Depaul, P. Dubois. Pour M. Danyau (5), la fièvre puerpérale est due à un principe miasmatique qui pénètre dans le sang, l'empoisonne et le rend apte à la production de localisations inflammatoires, surtout dans les organes dont la vitalité a été exaltée par la grossesse et l'accouchement.

M. Depaul (6) est convaincu de la nature essentielle de la maladie et accepte sans réserve l'opinion de ceux qui la font consister surtout dans une altération primitive du sang.

M. P. Dubois (7) défend les mêmes idées, mais pour lui la fièvre puerpérale, contrairement à ce que l'on observe dans les fièvres dites essentielles, n'a pas de caractères anatomiques qui lui soient propres.

La doctrine de la localisation a trouvé des défenseurs non moins ardents, les uns subordonnant tout à la localisation, les autres à côté de maladies isolées admettant une cause générale, l'état puerpéral,

(1) Guyon, Revue critique. *Arch. gén. de méd.*, 6e série, t. VII.

(2) Trélat, Études sur l'origine, la marche, la terminaison des maladies puerpérales. *Ann. d'hygiène publiq.*, 2e série, tome XXVII.

(3) Lauth, Études sur les maternités. *Ann. d'hyg. publiq.*, 2e série, t. XXVI.

(4) Hervieux, Étiologie et prophylaxie des épidémies puerpérales. *Gazette médicale*, 1865.

(5) Danyau, Académie de médecine, séance du 6 avril 1858.

(6) Depaul, Académie de médecine, 2 mars 1858.

(7) P. Dubois, Académie de médecine, 30 mars 1858.

la spécificité, qui domine ces maladies et leur donne un certain nombre de caractères communs. Beau regarde la fièvre puerpérale comme étant due à une diathèse inflammatoire, comme une fièvre phlegmasique. MM. Hervez de Chégoin et J. Guérin en font une infection purulente, une infection putride. Pour M. Cruveilhier, la fièvre puerpérale est la fièvre traumatique des nouvelles accouchées. Velpeau ne voit que des plegmasies modifiées par l'état puerpéral; Trousseau en fait un maladie spécifique, une maladie dont les lésions locales ne suffisent pas à expliquer la gravité.

En dehors de l'Académie, ces deux variétés de localisation ont été également défendues. M. Béhier (1) rapporte tous les accidents puerpéraux graves à une phlébite utérine simple ou compliquée. M. Tardieu (2) n'admet pas une maladie puerpérale toujours la même, mais des maladies multiples, péritonite, métrite, etc., et à côté un état général que l'on rencontre avec l'affection puerpérale, mais qui peut aussi exister seul sans manifestations extérieures. Pour M. Hervieux (3) il existe des maladies puerpérales, variées, distinctes les unes des autres, maladies causées par un poison puerpéral qui probablement n'est pas toujours identique à lui-même.

Les travaux que je viens de mentionner suivent un courant particulier, s'attachent à résoudre la question de la nature des affections puerpérales; ceux dont il me reste à parler obéissent à un autre ordre d'idées, ils en recherchent l'origine pour arriver aux moyens d'en prévenir le développement. M. Tarnier (4) a le premier appelé les esprits dans cette direction, quand il a étudié comparativement le chiffre de la mortalité des femmes en couches à la Maternité et dans la clientèle civile du 12e arrondissement et quand il a montré combien grand était l'écart qui existait entre ces deux chiffres.

Dans la discussion qui a eu lieu en 1866 à la Société de chirurgie, sur l'hygiène des maternités, les orateurs qui ont pris la parole ont tous fait abstraction de la nature des maladies puerpérales pour ne s'occuper que de leur étiologie et de leur prophylaxie. Dans cette

(1) Béhier, Lettres sur la maladie dite puerpérale. *Union médicale*, 1858.

(2) Tardieu, *loc. cit.*

(3) Hervieux, *Gaz. des Hôpitaux*, 1867.

(4) Tarnier, de la fièvre puerpérale observée à l'hospice de la Maternité, Paris, 1858.

Société également, les avis ont été partagés : à peu près semblables, tant qu'il ne s'est agi que des causes individuelles, les opinions se sont divisées sur les causes générales, l'épidémie, la contagion, l'infection. M. Guyon attribue les maladies puerpérales à l'infection hospitalière, à l'épidémie ; la contagion n'entre en cause que pendant les épidémies : en deux mots, la fièvre puerpérale sporadique n'est pas contagieuse, la fièvre puerpérale épidémique peut l'être. M. Tarnier admet également l'épidémie et l'infection, mais ne sépare pas la contagion de l'infection. Pour M. Trélat, l'épidémie n'existe pas, l'infection et la contagion sont deux choses distinctes qui rendent compte de la mortalité dans les maternités. M. Le Fort ne reconnaît qu'une cause vraiment active, la contagion.

Dans le même ordre d'idées se trouve le mémoire de M. Hervieux que j'ai déjà cité, mémoire lu à la Société médicale des hôpitaux en 1865. En voici les conclusions : L'infection et la contagion sont les causes efficientes et propagatrices par excellence des épidémies puerpérales ; la viciation de l'air par les sécrétions multiples des nouvelles accouchées, l'occupation permanente des salles de femmes en couches et l'encombrement sont les circonstances qui donnent lieu à la création du principe infectieux.

Il y avait, dans une aussi grande divergence d'opinions sur la nature et sur l'origine des maladies puerpérales, quelque chose qui devait à la fois m'effrayer et me tenter ; mais les circonstances favorables dans lesquelles je me suis trouvé placé, m'ont encouragé à choisir ce sujet de thèse. J'avais commencé à l'hôpital Cochin, sous l'habile et bienveillante direction de M. Guyon, mes premières recherches sur les maladies puerpérales ; j'ai pu les continuer et les compléter à St-Louis sous un maître éminent, M. Hardy, qui m'a toujours honoré de ses conseils et que je prie de recevoir ici l'hommage de ma vive gratitude.

PREMIÈRE PARTIE

Maladies puerpérales observées dans le service d'accouchements de Saint-Louis.

Les femmes en couches sont reçues à l'hôpital Saint-Louis, dans la salle St-Ferdinand, qui leur est spécialement destinée. Si cette salle laisse un peu à désirer sous le rapport de ses dimensions en hauteur et en largeur, elle est à tous les autres points de vue dans de bonnes conditions d'installation; elle occupe le premier étage d'un pavillon isolé du reste de l'hôpital, bien aéré, entouré de vastes jardins.

Elle est divisée en deux parties par une antichambre, l'une de ces parties contient 6 lits, l'autre 22. Celle-ci est elle-même subdivisée en trois compartiments communiquant largement par l'ouverture faite à la cloison qui les sépare. Au fond est la salle d'accouchements, salle très-petite ne pouvant contenir plus de deux femmes en même temps.

Les femmes ne sont admises que lorsqu'elles sont en travail : ce n'est que par exception qu'elles sont reçues un ou deux jours avant l'accouchement. Quand le service spécial est rempli, les femmes en couches sont réparties dans quatre autres salles de l'hôpital; deux d'entre elles sont, comme la salle d'accouchements, sous la direction de M. le professeur Hardy; des deux autres, l'une fait partie du service de M. Hillairet, l'autre du service de M. Vidal.

Pendant l'année 1867, on a fait à l'hôpital Saint-Louis 1093 accouchements; à ce chiffre, j'ajouterai celui de 4 femmes que j'ai cru devoir réunir aux autres au point de vue des suites de couches, deux d'entre elles venaient d'accoucher un peu avant leur entrée à l'hôpital, les deux autres avaient fait en ville un avortement incomplet, le fœtus était expulsé, mais le placenta était encore retenu dans la cavité utérine.

La mortalité générale a été de 34, c'est-à-dire de 3,09 pour 100.

Mais ce nombre comprend à la fois et les décès par maladies puerpérales et les décès par maladies étrangères à la puerpéralité : phthisie, variole, etc. En éliminant ces derniers, il nous reste 28 décès par maladies puerpérales, soit 2,55 pour 100. Ces décès se répartissent ainsi :

Salle Saint-Ferdinand. . .	22 décès sur	784	accouchements	— 2.80 0/0
Autres salles.	6 —	313	—	— 1.90 0/0

En examinant de près cette mortalité, en la détaillant, nous la verrons se disséminer sur plusieurs mois de l'année et nous trouverons à côté une longue série d'accouchements dont les suites ont été régulières.

Le 4 janvier, accouche une femme qui est prise pendant la dernière période du travail, d'une péritonite pelvienne ; la péritonite se généralise au troisième jour de la maladie et enlève la malade trois autres jours après. (N° 23, salle Saint-Ferdinand.)

Le 18, accouchent deux femmes, mises l'une au n° 13, l'autre au n° 14 de la même salle. La première présente, dès le jour même, les symptômes d'une péritonite générale d'emblée et meurt quatre jours après. Chez la deuxième les accidents débutent également le premier jour des suites de couches ; l'inflammation s'étend six jours après du corps de l'utérus et du péritoine de la cavité alvo-pelvienne à toute la séreuse, et se termine par la mort le 26 janvier.

Le 25, quatrième femme chez laquelle les accidents présentent le même aspect : péritonite pelvienne s'étendant par poussées successives à toute la séreuse ; prise le 25 janvier, elle succombe le 6 février.

Le 30, c'est une péritonite générale d'emblée qui se localise à l'excavation pelvienne, mais l'amélioration n'est que momentanée, et de nouveau la phlegmasie s'étend à tout le péritoine. Six jours de maladie.

Le 5 février, le 9, deux autres péritonites pelviennes généralisées ; la première, prise le 6, meurt le 12 ; la deuxième, prise le 9, meurt le 15.

Le 14, nouvelle péritonite générale d'emblée, les symptômes s'amendent, l'inflammation se localise à l'excavation pelvienne, mais pour quelques jours seulement ; elle s'étend de nouveau à toute la séreuse et se termine également par la mort.

Les décès se succédant rapidement, le nombre des malades allant en augmentant, M. Hardy donne l'ordre de fermer le service d'accouchements. A partir du 15 février, les femmes en couches sont réparties entre toutes les salles de l'hôpital ; on diminue également le nombre des accouchements en n'admettant que les femmes que l'on ne peut renvoyer dans une autre maternité.

En résumé, du 4 janvier au 14 février, 8 femmes sont mortes qui toutes ont présenté la même forme d'accidents ; chez 3 d'entre elles, la péritonite a été générale d'emblée. Chez les 5 autres, d'abord localisée au pourtour de l'utérus, la péritonite après un nombre variable de jours s'est étendue à toute la séreuse, s'est généralisée.

Jusqu'alors l'épidémie n'avait sévi que sur le service spécial d'accouchements ; 38 femmes étaient accouchées dans les autres salles de l'hôpital en janvier et dans les premiers jours de février, et leurs suites de couches avaient été régulières. Du 14 au 28 février, 35 accouchements ont lieu dans ces autres salles éloignées et distantes les unes des autres et deux sont suivis de mort.

Le 14 février accouche à Henri IV une jeune fille qui, prise le 15, est enlevée le 18 par une pelvi-péritonite généralisée ; le 22, autre femme accouchant à St-Thomas et succombant également aux progrès d'une péritonite puerpérale généralisée. Dans le mois de mars, sur 17 femmes qui entrent à St-Thomas, l'une d'elles, délivrée le 7, meurt enlevée par les mêmes accidents. Je passe sous silence le décès du 23 février, qui est dû à une rupture de l'utérus et non à l'affection régnante.

Après avoir été évacuée pendant quinze jours, après avoir été aérée, lavée, nettoyée, la salle St-Ferdinand est de nouveau ouverte le 11 mars. Les accouchements s'y succèdent en mars, avril et mai, les accidents sont rares et moins graves. A partir du mois de juin l'état sanitaire devient moins satisfaisant, on observe de nouveaux décès.

Dans le mois de juin, 2 décès. Le 10, une femme accouchée le jour même est prise de fièvre puerpérale à forme typhoïde et meurt le 14 ; le 14, une autre femme, délivrée deux jours auparavant, est prise des mêmes symptômes et succombe également.

Dans le mois de juillet, 3 décès. Le premier est dû à une péritonite généralisée ; le deuxième à des accidents puerpéraux à forme latente, insidieuse. La troisième femme, atteinte d'une phlébite des veines des membres inférieurs et d'une arthrite du genou, a été enlevée par des complications pulmonaires probablement dues à l'infection purulente.

En août, un cas de mort par péritonite généralisée.

En septembre un seul décès causé par une péritonite dont la marche a été latente.

En octobre un décès dû aux mêmes accidents.

Le chiffre de la mortalité s'élève de nouveau au mois de novembre. Le 1er, accouche une jeune fille qui est enlevée après six jours de maladie par une péritonite pelvienne généralisée; le 3, c'est à une péritonite générale d'emblée que succombe une deuxième femme après trois jours de maladie. Le 22, décès de même nature chez une femme accouchée en dehors du service, à Saint-Thomas. Les deux autres décès de ce mois sont dus, l'un à une gangrène de l'utérus, du tissu cellulaire de l'excavation et du détroit supérieur consécutive au traumatisme; l'autre à des symptômes spinaux compliquant une eschare du sacrum chez une jeune malade guérie d'une péritonite puerpérale.

Dans le mois de décembre une phlébite utérine et une péritonite à marche insidieuse sont suivies de mort.

En résumé, après avoir joui d'un bon état sanitaire pendant les mois de mars, avril et mai, pendant lesquels nous n'avons eu à déplorer aucun décès, nous voyons la mortalité reparaître dans le mois de juin et continuer jusqu'à la fin de l'année. Les accidents que nous observons ne présentent plus un aspect identique; c'est une inflammation des veines de l'utérus et de celles des membres inférieurs; chez d'autres femmes la maladie a une marche insidieuse, latente, les symptômes locaux sont à peu près nuls, les symptômes généraux seuls appellent l'attention et indiquent la gravité de l'affection. Si l'on excepte le mois de novembre, pendant lequel la péritonite générale d'emblée ou généralisée a régné seule, dans les autres mois de l'année, nous avons encore vu quatre cas de cette même forme de fièvre puerpérale, à côté des accidents d'aspect différent que nous venons de mentionner.

Dans les mois de septembre et de novembre, après avoir ralenti le mouvement du service pendant plusieurs jours, on a suspendu momentanément la réception des femmes en couches; malgré cette mesure, les accidents sont revenus, l'état sanitaire a continué à être le même pendant les premiers mois de 1868 jusqu'à ce qu'une nouvelle série de cas malheureux ait forcé à évacuer de nouveau le service pendant près d'un mois.

L'évolution des affections puerpérales que nous avons observées pendant l'année 1867, la forme sous laquelle elles se sont montrées, forme tantôt identique, tantôt variable et multiple, me paraissent prouver l'existence d'une double influence générale. Cette influence apparaîtra encore plus clairement, si j'indique à côté des décès, l'état sanitaire du service dans les mois correspondants. Nous verrons en effet que, lorsque les décès deviennent plus nombreux, les accidents chez les femmes qui guérissent sont plus fréquents et plus graves, et qu'à côté des femmes les enfants sont également frappés en plus grand nombre.

Sur 64 femmes accouchées à St-Ferdinand pendant le mois de janvier, 15 ont été atteintes d'accidents sérieux, 5 sont mortes, 10 ont guéri; parmi ces dernières, 4 ont présenté des symptômes semblables au début à ceux que nous constations chez les femmes qui succombaient. 3 d'entre elles ont eu une pelvi-péritonite grave; chez la quatrième, la péritonite iliaque s'est terminée par suppuration, de nombreux abcès se sont ouverts à travers la paroi abdominale, à la partie interne de la cuisse et dans la vessie. Chez aucune de ces 64 femmes je n'ai trouvé de ralentissement du pouls après l'accouchement.

Dans le mois de février, sur 29 accouchements, 19 sont suivis d'accidents sérieux, 3 femmes meurent, 16 guérissent; parmi ces dernières, 2 ont eu une pelvi-péritonite, 1 une péritonite iliaque avec symptômes graves indiquant une infection du sang, une quatrième dont je rapporte l'observation, atteinte de péritonite sous-ombilicale, a vu l'amélioration survenir lorsque tout faisait craindre une généralisation de l'inflammation de la séreuse.

En mars : sur 34 accouchements, 4 femmes sont malades, toutes guérissent; l'une d'elles, dont je donne également l'observation, a eu une péritonite hypogastrique qui s'est généralisée.

Avril : 65 accouchements, 6 femmes malades, pas de décès, nombreux cas de ralentissement du pouls à 60 et au-dessous.

Mai : 82 accouchements, le nombre des femmes gravement prises s'élève à 12, pas une ne meurt; l'état sanitaire est moins bon que le mois précédent. Je signale le chiffre de 82 accouchements dans une salle de 28 lits, chaque lit était pris dès le jour même du départ de la femme qui l'occupait.

Juin : 76 accouchements, 17 sont suivis d'accidents sérieux ; 14 guérisons, 3 morts ; de ces 3 décès, l'un d'eux est dû à une éclampsie.

Juillet : 67 accouchements, 18 femmes malades ; 15 guérissent, 3 meurent.

Août : 67 accouchements, 1 décès. Le nombre des femmes malades a été peu élevé.

Septembre : 63 accouchements, 10 femmes malades ; 9 guérisons, 1 mort.

Octobre : 71 accouchements, 10 femmes malades ; 9 guérisons, 1 mort.

Novembre : 69	— 13	—	10 —	3 —
Décembre : 66	— 9 envir.	—	7 —	2 —

Ce résumé nous montre que les mois les plus chargés de mortalité sont aussi ceux pendant lesquels, même en ne tenant pas compte des cas mortels, on observe le plus grand nombre d'accidents graves. Il nous montre de plus que la mortalité ne s'établit pas d'emblée ; qu'elle est précédée pendant un temps plus ou moins long par un état général moins satisfaisant : ainsi, nous n'avons pas de décès à signaler pendant les mois de mars, avril et mai, mais dans ce dernier mois, avec le nombre des accouchements, nous voyons augmenter celui des complications dans les suites de couches, toutes se terminent par la guérison, après une convalescence plus ou moins longue ; cependant elles n'en indiquent pas moins l'existence d'une influence générale à son début, dont l'action ira en augmentant et se fera sentir sur les mois suivants dans lesquels la mortalité reparaît. Ces mêmes faits ont été observés plusieurs fois, et signalés par M. Blot (1), par M. Guyon (2), par M. Sieffermann (3).

Si des femmes nous passons aux enfants, nous arriverons à des résultats à peu près semblables ; nous verrons la mortalité des enfants suivre non d'une façon régulière, mais de très-près la morta-

(1) Blot, Ralentissement du pouls dans l'état puerpéral, mémoire lu à l'Académie de médecine, en juillet 1863.

(2) Guyon, Revue critique déjà citée.

(3) Sieffermann, Description de l'épidémie de fièvre puerpérale qui a régné de 1860 à 1861 à l'hôpital civil de Strasbourg. Thèse ; Strasbourg, 1862.

lité des mères. Ce fait ne peut être attribué au manque de soins qui résulterait pour l'enfant de l'état de maladie de la mère; car il y a dans le service plusieurs nourrices qui sont chargées d'allaiter les enfants dont les mères tombent malades.

La mortalité moyenne des enfants pendant l'année a été de 8,2 p. 100. Elle a atteint son maximum dans les trois mois qui suivent; en février, elle est montée à 13 p. 100, en janvier à 12,7 p. 100, en juillet à 12 p. 100. La proportion pour 100 a été en avril de 4,8, en novembre de 5,48, en décembre de 5,50. Ces trois derniers mois sont ceux pendant lesquels le chiffre de la mortalité a été le moins élevé. En comparant ces chiffres à ceux que donne la mortalité des mères, nous trouvons : 1° une coïncidence pour les mois de janvier et de février, mois pendant lesquels elle a été également élevée des deux côtés; une autre coïncidence en août, en décembre, mais en sens inverse; 2° un léger écart pour le mois de juillet; 3° un écart beaucoup plus grand pour le mois de novembre. Cette dernière différence prouve qu'il n'y pas une corrélation constante entre les deux mortalités; cependant les rapports fréquents qui existent entre elles m'ont paru intéressants à signaler.

Y a-t-il une relation, quant à la mortalité, entre les mères qui ont succombé à l'affection puerpérale et leurs enfants? Sur 24 enfants dont les mères ont été frappées, nous en trouvons 5 abandonnés et 6 envoyés en nourrice, 3 mort-nés et 10 enfants morts après la naissance, ce qui donne pour ces enfants une mortalité de 47,60 p. 100. Il y a donc une différence considérable entre la mortalité des enfants dont les mères ont été atteintes et la mortalité générale des autres enfants : pour les premiers, elle est de 47,60 p. 100; pour les seconds, elle est de 8,2 p. 100. M. Siefferman (1) a trouvé, le même écart dans l'épidémie qu'il a observée; il établit que la mortalité des enfants nés de mères atteintes de fièvres puerpérales et guérissant ou non, est à celle des enfants nés de mères bien portantes comme 15 est à 2. M. Lorain (2) a également remarqué que les enfants nés de mères prises de fièvre puerpérale succombaient en assez grand nombre, soit quelques jours après leur naissance,

(1) Sieffermann, thèse citée.

(2) Lorain, la fièvre puerpérale chez la femme, le fœtus et le nouveau-né. Paris, 1855.

soit avant de naître. Il a même observé que la mortalité des enfants dont les mères n'avaient subi aucune atteinte de la maladie était plus grande que dans les temps ordinaires. « Il est certain, dit M. P. Dubois (1), que pendant les épidémies de fièvre puerpérale, la mortalité des enfants nés de femmes atteintes de cette maladie, qu'elles y succombent ou qu'elles y survivent, est plus grande que dans les temps ordinaires. »

Comment sont morts ces enfants ? 3 d'entre eux ont été pris de sclérème, 2 d'érysipèle limité à la paroi abdominale et au dos. Chez ces cinq enfants des accidents gastro-intestinaux, tension et ballonnement du ventre, selles diarrhéiques verdâtres, vomissements, refus de prendre le sein et quelquefois des convulsions, sont venus s'ajouter aux accidents du côté de la peau et ont occasionné la mort. Sur trois autopsies que nous avons pu faire, une seule fois nous avons trouvé des lésions anatomiques presque identiques à celles que nous constations quelques jours après chez la mère : injection du tissu cellulaire sous-péritonéal, épanchement de sérosité trouble avec fausses membranes molles, grisâtres, sur le foie et la rate et à la face interne de la paroi abdominale ; injection du péricarde, sérosité trouble dans le péricarde et les plèvres, congestion méningée. Ces lésions ont été trouvées chez l'enfant dont la mère fait le sujet de la 1re observation.

Ainsi nous n'avons pas constaté d'épidémie chez les enfants en même temps que les mères succombaient à l'empoisonnement puerpéral, mais cette coïncidence qui nous a échappé a été observée par plusieurs médecins. M. Labéda (2) signale de nombreux érysipèles débutant autour du cordon chez les enfants dont les mères succombent aux accidents puerpéraux. M. Elsesser (3) a étudié une épidémie de sclérème et d'érysipèle chez les nouveau-nés, alors que la fièvre puerpérale régnait dans l'hôpital.

Dans la description rapide que je viens de faire des maladies puer-

(1) P. Dubois, Académie de médecine, discussion sur la fièvre puerpérale ; séance du 27 avril 1858.

(2) Labéda, Réflexions et observations sur la fièvre puerpérale ; thèse. Paris, 1865.

(3) Elsesser, Mémoire publié dans les *Archives générales de médecine*, 5e série, t. Ier.

pérales observées à Saint-Louis, en 1867, nous avons vu ces maladies former deux séries distinctes. Dans la première, régnant pendant les mois de janvier et février, les symptômes et les altérations anatomiques sont les mêmes, ce sont des péritonites générales d'emblée ou généralisées; dans la deuxième, étendue du mois de juin à la fin de l'année, les accidents sont multiples; nous observons non-seulement plusieurs cas semblables à ceux de la première série, mais encore une forme latente, dont les symptômes locaux peu marqués varient avec chaque malade, et deux fois une phlébite des veines du bassin et des membres inférieurs. Je rapporterai toutes les observations de la première série et la plupart de celles de la deuxième; j'ajouterai la relation de 3 cas de péritonites graves suivies de guérison, choisissant au milieu d'un certain nombre celles qui m'ont paru les plus intéressantes; je terminerai par une observation de diathèse purulente chronique.

OBSERVATIONS

Observation 1re.

Péritonite pelvienne généralisée; mort; autopsie : pus dans le péritoine, dans les ligaments larges.

Justine G..., âgée de 23 ans, fille, blanchisseuse, entre le 2 janvier 1867, à l'hôpital St-Louis, dans le service de M. Hardy.

Réglée pour la première fois à 10 ans ; depuis règles irrégulières, peu abondantes. Primipare, elle a vu ses dernières règles à la fin de mars 1866, s'est bien portée pendant les cinq premiers mois de la grossesse ; du sixième mois à la fin du neuvième, vomissements bilieux le matin en descendant du lit et entre les repas, vomissements alimentaires survenant dès qu'elle a mangé, douleurs d'estomac après chaque repas, amaigrissement consécutif aux vomissements. Elle n'a pas de dégoût, l'appétit est conservé.

OEdème des membres inférieurs pendant les deux derniers mois ; les mouvements du fœtus sont perçus depuis le quatrième ; depuis le sixième, les seins ont coulé.

Début du travail le 2 janv. à 3 h. du soir, les douleurs deviennent expultrices le 4 à 8 heures du matin, à midi 3/4 la poche des eaux est rompue, le sommet se présente en première position ; vomissements bilieux abondants dans les dernières heures du travail, pas de douleurs abdominales dans l'intervalle des contractions utérines. Elle accouche à une heure un quart du soir d'une fille à terme pesant 2,600 grammes. La fourchette est déchirée, la face interne des petites lèvres présente plusieurs éraillures superficielles.

Entre l'accouchement et la délivrance, frisson très-fort durant vingt minutes avec refroidissement et claquement des dents. En même temps, malaise général, soif vive, altération des traits ; la réaction est modérée, sueurs abondantes dans l'après-midi.

Elle est couchée au numéro 23 de la salle Saint-Ferdinand.

A quatre heures, le pouls est à 108, petit ; la peau chaude.

Le ventre légèrement tendu et ballonné est douloureux à la pression dans la région sous-ombilicale, la pression est principalement douloureuse au niveau de l'utérus, les mouvements et la toux réveillent quelques douleurs dans le bas-ventre. Les lochies sont peu abondantes, sanguinolentes. Les seins développés; la langue est humide, sans enduit, la soif modérée.

Cataplasme abdominal laudanisé, quart de lavement avec 10 gouttes de laudanum, extrait d'opium 0 gr. 05 en 2 pilules.

5 janvier. La malade a peu dormi, le pouls est à 112, dur, petit; la peau chaude.

Le ventre est un peu plus tendu, plus ballonné qu'hier; la douleur est la même dans les mouvements et la toux et par la pression. Elle n'existe toujours qu'au-dessous de l'ombilic, surtout au niveau de l'utérus. Lochies abondantes, sanguinolentes; œdème de la partie inférieure des grandes lèvres; miction légèrement douloureuse. Les seins sont dans le même état; l'allaitement est défendu.

La langue est humide, blanche, la soif modérée, anorexie, une garde-robe après le lavement d'hier. Les traits ne sont pas altérés.

Julep, extrait d'opium 0,05, cataplasme abdominal laudanisé.

Injections vaginales avec un quart d'alcool camphré pour trois quarts d'eau.

A trois heures, 120 pulsations.

Le 6. La malade a peu dormi, réveillée qu'elle était sans cesse par les douleurs abdominales; le pouls est à 128, petit, serré; la peau sèche et chaude.

Le ventre est uniformément tendu et ballonné, les douleurs persistent dans le bas-ventre, dans les mouvements et la toux; la pression, même très-légère, est toujours douloureuse au-dessous de l'ombilic, surtout dans la région de l'utérus; l'utérus est petit, incliné dans la fosse iliaque droite; on ne peut le limiter que par la percussion. Lochies peu abondantes, séro-sanguinolentes; œdème pâle des grandes lèvres, cuissons à la vulve après la miction et pendant les injections.

La langue est sèche, rouge à la pointe et sur les bords, la soif est vive; renvois et envies de vomir. La respiration est un peu accélérée, à 28, sensation pénible de pesanteur sur le sternum; la face est altérée, exprime la souffrance; la malade est dans le décubitus dorsal, les jambes étendues.

Mêmes prescriptions : eau de Seltz, deux quarts de lavement avec 8 gouttes de laudanum.

A quatre heures, 140 pulsations, un vomissement verdâtre spontané.

Le 7. La nuit se passe dans un état d'assoupissement sans sommeil. Le pouls est à 132, petit, serré; la peau sèche et chaude.

Le ventre est développé, la paroi plus tendue ne permet pas de limiter l'utérus. Douleurs à la pression dans toute l'étendue de l'abdomen, plus vives dans la région sous-ombilicale ; le plus léger mouvement, les secousses de la toux, une large inspiration réveillent des douleurs dans tout le ventre. Les lochies peu abondantes, séro-sanguinolentes, ont une odeur vive et pénétrante; œdème des grandes lèvres, aspect grisâtre des éraillures vulvaire et périnéale.

Il n'y a pas eu de montée de lait. La langue est sèche, rouge à la pointe, la soif vive; les vomissements continuent depuis hier, ils sont verdâtres, contiennent une bile épaisse; la malade a vomi cinq ou six fois, soit spontanément, soit après avoir bu; une selle hier soir.

La respiration est accélérée, à 30; oppression sternale, pas de soulèvement de la paroi abdominale dans l'inspiration. Même expression de souffrance de la face; les yeux sont caves.

30 sangsues sur le ventre.

A quatre heures, les douleurs sont moins vives depuis l'application des sangsues. Le pouls monte à 144, la respiration à 32.

Onctions avec l'onguent napolitain belladoné.

Le 8. Assoupissement peu profond, pénible pendant la nuit. Le pouls est filiforme, conserve la même fréquence, la peau est sèche et chaude.

Le ventre est météorisé, tendu, non dépressible, la paroi est soulevée par les anses intestinales dilatées. La douleur est moins vive qu'hier; elle persiste dans la région sous-ombilicale surtout à l'hypogastre, soit à la pression, soit dans les mouvements. Les lochies coulent peu, sont séreuses et fétides ; même œdème des grandes et petites lèvres; la muqueuse vulvaire est rouge, les éraillures périnéale et vulvaire sont recouvertes d'une pseudo-membrane grisâtre.

Les seins sont flétris, revenus sur eux-mêmes. La langue est légèrement humide, rouge à la pointe, blanche à la base, la soif estvive ; hoquet fréquent, renvois et envies de vomir; vomissements nombreux, verdâtres, spontanés et provoqués par l'ingestion des liquides ; une selle non diarrhéique.

La respiration est pénible, accélérée, à 36; la face est amaigrie, anxieuse, les yeux sont enfoncés dans l'orbite.

Mêmes prescriptions.

Le 9. Depuis hier soir la malade a eu un peu de délire avec agitation ; ce matin, elle est plus calme, l'intelligence est conservée, les réponses sont précises mais lentes. Le pouls est petit, filiforme, sa fréquence est telle que l'on ne peut le compter; la peau est froide, couverte d'une sueur visqueuse, les extrémités sont violacées, la face est pâle, amaigrie, tirée, les yeux sont enfoncés dans l'orbite, entourés d'un cercle noir.

Le ventre est plus ballonné, plus tendu qu'hier; les anses intestinales dilatées font relief à sa surface; la pression, les mouvements ne déterminent de douleurs en aucun point de l'abdomen. Les lochies sont peu abondantes, séreuses et fétides. La vulve est dans le même état.

La langue est humide, rouge, sans traces de muguet, la soif très-vive; hoquet et renvois fréquents; les vomissements persistent mais moins abondants depuis hier soir, ils sont d'un vert foncé, porracés; 4 ou 5 selles diarrhéiques, brunâtres, involontaires. La respiration est à 40, profonde, anxieuse.

L'agitation et le délire reviennent dans la journée, à trois heures du soir la malade expire.

L'*autopsie* est faite le 11 janvier à dix heures du matin.

Du côté du péritoine, nous trouvons une injection du tissu cellulaire sous-péritonéal sous forme de stries et d'arborisations, injection générale existant et sur les parois et sur les viscères, mais avec une intensité variable; dans l'excavation pelvienne, elle est à peine marquée, elle est au contraire très-prononcée sur l'épiploon et sur les intestins où l'on trouve çà et là des taches ecchymotiques. Elle siége dans le tissu cellulaire et non dans la séreuse elle-même : on s'en assure facilement en détachant celle-ci.

La face interne du péritoine est dépolie, irrégulière, poisseuse, couverte d'un enduit visqueux semblable à une solution de gomme ; grâce à cet enduit et à quelques pseudo-membranes les anses intestinales adhèrent mollement entre elles et à la paroi.

Le liquide contenu dans la cavité abdominale est peu abondant, séro-purulent, il tient en suspension des floçons blanchâtres infiltrés de pus, ces flocons existent étalés sous forme de fausses membranes à la face inférieure du diaphragme, sur les faces convexe et concave du foie, sur la rate et les intestins, le long du côlon et des feuillets du mésentère. En unissant entre elles les circonvolutions de l'intestin ils circonscrivent de petites cavités remplies par un liquide séreux.

L'épiploon non-seulement est rouge et injecté, mais encore contient des dépôts louches, purulents.

L'excavation pelvienne est en grande partie close à sa partie supérieure par des anses intestinales que des fausses membranes font adhérer entre elles et à la paroi. Le liquide contenu est entièrement opaque, purulent; les floçons fibrino-albumineux sont jaunâtres, également purulents; les fausses membranes sont plus épaisses, on les rencontre principalement sur l'utérus et les ovaires.

L'utérus est volumineux, sa face externe présente les altérations que nous venons de mentionner: pseudo-membranes adhérentes, fines arborisations péritonéales au-dessous. Son tissu propre est ferme, dur, blanchâtre; les sinus des bords de l'organe contiennent dans le voisinage du col des caillots mous, noirâtres, de formation récente; la membrane interne des veines est rougeâtre, seulement dans la partie correspondante, cette coloration disparaît par le lavage, elle existe sans épaississement des parois. Nous n'avons rien trouvé d'autre dans les tissus quel que soit le lieu où nous les ayons examinés, au niveau de la sérotine ou de l'insertion des trompes, près du col ou le long des bords de l'organe.

La face interne présente des lambeaux membraneux, mous, irréguliers, brunâtres, sans odeur, non adhérents, sauf au niveau de l'insertion placentaire où on les enlève en grattant avec le scalpel. Ils ne forment pas une couche continue, sont en rapport avec les fibres musculaires de la couche interne; pas d'autres traces de muqueuse, pas de pus.

L'insertion placentaire est à la partie supérieure et antérieure près de la trompe droite; les cotylédons sont durs, saillants; en les incisant on trouve des caillots noirâtres ou décolorés, fibrineux, qui bouchent l'orifice des sinus utérins.

Le col est fermé, il est le siége d'éraillures superficielles au niveau des commissures du museau de tanche; son tissu est dense, noirâtre; cette coloration est due à une infiltration sanguine consécutive à l'accouchement.

Les ovaires sont volumineux, injectés, un peu ramollis; ils sont entourés de fausses membranes. Dans l'ovaire droit existent des traces du corps jaune de la grossesse.

La muqueuse des trompes est injectée, le canal de la trompe gauche, dilaté dans sa partie moyenne, forme une cavité pleine d'un liquide muqueux d'un blanc jaunâtre.

Les veines utéro-ovariennes contiennent des caillots mous, noirs, donnant par imbibition une coloration rougeâtre à la membrane interne de ces vaisseaux.

Rien dans les vaisseaux lymphatiques pelviens, dans les ganglions lombaires.

A la partie inférieure des ligaments larges, le long des vaisseaux, on trouve une infiltration purulente du tissu cellulaire, surtout accusée près des bords de l'utérus. Elle se présente sous forme de traînées jaunâtres, louches, au milieu desquelles on rencontre çà et là du pus concret déposé entre les mailles du tissu cellulaire.

Rien dans les autres organes.

Les accidents puerpéraux ont débuté chez cette femme à la fin de l'accouchement : la péritonite d'abord localisée à l'hypogastre et à l'excavation pelvienne se généralise au troisième jour ; l'extension de la douleur, la fréquence plus grande du pouls, l'altération des traits, indiquent la propagation de l'inflammation à toute la séreuse abdominale. La mort arrive après cinq jours de maladie.

A l'*autopsie*, on trouve une péritonite généralisée avec des lésions plus anciennes dans la cavité alvo-pelvienne, une diphthérite utérine, une infiltration purulente des ligaments larges.

Observation II.

Péritonite générale d'emblée ; mort ; autopsie : péritonite, endométrite, pus dans les sinus utérins et dans les ligaments larges.

Joséphine G..., âgée de 35 ans, lingère, entre le 17 janvier 1867, à l'hôpital Saint-Louis, dans le service de M. Hardy.

Cette fille a toujours joui d'une bonne santé, est enceinte pour la première fois. Réglée régulièrement, elle a vu ses dernières règles le 12 mai 1866.

Pendant les trois premiers mois de la grossesse, dégoût de la viande, vomissements tantôt bilieux, tantôt alimentaires, survenant irrégulièrement après le repas du matin ou après celui du soir. Les mouvements du fœtus perçus dans le cours du quatrième mois, cessent souvent de l'être pendant vingt-quatre heures depuis cette époque. Les seins qui se sont gonflés et tendus au début, se ramollissent à partir du sixième mois ; ils n'ont pas coulé.

Vers le milieu de septième mois cette fille est prise en se mettant au lit d'une perte de sang peu abondante, sans aucune douleur, durant environ quinze minutes. Un mois après, à la fin de décembre, nouvelle hémorrhagie utérine également peu abondante et sans douleurs, venant le soir et durant une heure. Le 9 janvier vers trois heures du soir, troisième hémorrhagie, celle-ci avec douleurs utérines, le suintement de sang continue toute la nuit, cesse dans la journée du 10, revient dans la nuit du 11 au 12 et persiste jusqu'au 17. Ce suintement est tantôt plus, tantôt moins abondant; des caillots formés probablement dans le vagin sont expulsés de temps en temps sans fortes douleurs; celles-ci d'abord vagues, siégeant dans l'utérus et dans les lombes, s'accusent plus fortes le 17 janvier à six heures du matin, en même temps l'écoulement de sang devient plus abondant.

A son entrée à Saint-Louis nous trouvons l'utérus développé comme à huit mois de grossesse, l'enfant vivant en première position du sommet, le col effacé, à peine dilaté ; le doigt pénétrant dans l'orifice constate une insertion de la circonférence du placenta sur le col. La face est pâle, les lèvres sont décolorées, le pouls est petit, frissons irréguliers. Le tamponnement est pratiqué à trois heures du soir, à onze heures les contractions utérines sont vives et fréquentes, le tampon détermine des douleurs telles que la femme demande à en être débarrassée. Une fois celui-ci retiré, l'hémorrhagie reparaît, le col est alors dilaté presque complétement.

Après lui avoir fait prendre un peu d'eau-de-vie on endort la malade avec le chloroforme, la version pelvienne est pratiquée facilement le 18 à une heure du matin. On extrait un garçon mort-né, à huit mois, pesant 2,350 grammes. Délivrance normale quinze minutes après. Le sang perdu après l'accouchement et après la délivrance l'a été en très-petite quantité. Le périnée présente une déchirure irrégulière de 2 centimètres qu'on abandonne à elle-même.

Elle est couchée salle Saint-Ferdinand, n° 13.

Le pouls est à 104, petit. — Cataplasme abdominal laudanisé, bordeaux 500 grammes. Potion avec 2 grammes d'ergot de seigle.

Le 18. La première cuillerée de la potion ergotée a été vomie, depuis pas de nouveaux vomissements. Un peu de sommeil pendant la nuit. Le pouls est à 108, petit, la peau sèche et chaude ; le thermomètre monte dans l'aisselle à 38.

Le ventre est souple, l'utérus large dépasse la symphyse pubienne de quatre travers de doigt, il est sensible à la pression dans toute son étendue, surtout au niveau du fond, les mouvements et les secousses de la toux réveillent de légères douleurs dans le bas-ventre. Coliques utérines fréquentes, vives, suivies d'un écoulement vaginal plus abondant. Les lochies sont sanglantes, la plaie périnéale est rouge.

Les seins sont peu développés, donnent par la pression un

liquide épais, jaunâtre. La langue est humide, sans enduit ; la soif vive. Céphalalgie frontale, la face est pâle, les traits ne sont pas altérés.

— Cataplasme laudanisé, bordeaux 200 grammes, 3 injections camphrées.

La malade dort à l'heure de la visite du soir, elle a bien passé la journée, les coliques sont moins vives depuis qu'elle a été sondée.

Le 19. Hier dans la soirée vers neuf heures elle éprouve un malaise général, une céphalalgie vive. Elle est prise en même temps d'une sensation de froid aux membres inférieurs s'étendant à tout le corps, avec horripilation, tremblement léger des membres sans claquement de dents. Le refroidissement dure près de deux heures et résiste quoi que l'on fasse pour le combattre ; la sensation de chair de poule dure de cinq à dix minutes, mais revient en plusieurs fois pendant ces deux heures principalement dès que la malade remue.

Pendant le frisson, douleurs abdominales vives dans les flancs et à l'hypogastre, par instants elles s'exaspèrent, s'irradient vers les lombes et l'épigastre ; elles empêchent le sommeil pendant toute la nuit.

Le pouls est à 128, petit ; la peau chaude, la température axillaire à 39°,6. Le ventre est tendu, légèrement ballonné. La malade accuse des douleurs spontanées dans le bas-ventre et les flancs, douleurs de temps en temps plus vives s'irradiant dans tout l'abdomen et la condamnant à l'immobilité dans le décubitus dorsal. Le moindre mouvement, une large inspiration les exaspèrent. La pression de la paroi est très-douloureuse surtout à l'épigastre et à l'hypogastre, cette sensibilité de la paroi au toucher empèche de limiter l'utérus.

Les lochies sont peu abondantes, noirâtres, muqueuses, la plaie périnéale est rosée. Les seins ne se développent pas. La langue est humide, rouge, la soif vive, renvois et envies de vomir ; constipation.

La respiration est à 32, pénible, la paroi abdominale ne se soulève pas dans l'inspiration ; la face est pâle, exprime la douleur ; les traits sont altérés.

— Quinze sangsues sur le ventre, puis onctions avec l'onguent napolitain belladoné.

Glace, bordeaux 200 grammes, julep opium 0,10.

A quatre heures, le pouls est à 140, la peau très-chaude. La malade a vomi deux fois après avoir bu de la tisane ; les vomissements sont aqueux, laissent déposer au fond du vase une matière muqueuse légèrement verdâtre ; ils sont pénibles, exigent beaucoup d'efforts.

Le 20. Pas de sommeil pendant la nuit. Le pouls est petit, à 132, la peau chaude, à 39°,5.

Tension et ballonnement uniforme du ventre. La paroi est douloureuse à la pression dans toute son étendue surtout à l'épigastre et à l'hypogastre. Ces deux régions sont le siége de douleurs spontanées, de douleurs dans les mouvements et la toux ; mais la sensibilité est moins vive qu'hier.

Les lochies sont peu abondantes, noirâtres, sans odeur ; la plaie périnéale est pâle.

Langue rouge, légèrement sèche ; envies de vomir, la malade a vomi plusieurs fois, soit spontanément, soit après avoir bu, des matières bilieuses verdâtres.

La face est amaigrie, a la même expression de souffrance, les yeux sont caves.

Le traitement est le même, moins les sangsues.

Le 21. L'insomnie persiste ; le pouls est petit, dépressible, à 144, la peau chaude et sèche, la température axillaire à 39°,8.

Le ventre est plus tendu, beaucoup plus ballonné qu'hier ; les anses intestinales font une légère saillie à sa surface. Il n'y a plus de douleurs spontanées ; l'épigastre et la région sous-ombilicale sont toujours le siége de douleurs assez vives dans les mouvements et dans les grandes inspirations ; la pression est toujours douloureuse, surtout dans ces deux parties. Les lochies ont un peu d'odeur ; elles sont moins abondantes, noirâtres. La plaie périnéale est dans le même état.

Les seins sont flétris, il n'y a pas eu de montée de lait ; la langue est sèche, d'un rouge vif ; la soif, très-intense, est calmée seulement par des morceaux de glace mis dans la bouche ; renvois et envies de vomir ; les vomissements continuent, spontanés et provoqués, bilieux ; 2 selles non diarrhéiques.

La respiration est fréquente, à 36 ; on ne trouve rien dans le thorax à la percussion et à l'auscultation. La face est pâle, jaunâtre ; le teint est terreux ; pas de coloration spéciale des conjonctives ; les traits sont immobiles, les yeux fixes, enfoncés dans l'orbite. La malade est abattue. Érythème hydrargyrique de la paroi abdominale ; pas de stomatite.

A quatre heures, le pouls est filiforme, dépasse 160 ; il n'y a plus de douleurs abdominales ; les vomissements sont nombreux ; la malade vomit sur son lit presque sans efforts ; 1 selle diarrhéique brunâtre.

L'assoupissement continue jusqu'à la mort, qui arrive à onze heures du soir.

L'*autopsie* est faite le 23 janvier, à dix heures du matin.

A l'incision de la paroi abdominale, il s'écoule une certaine quantité de liquide limpide, séreux. Le péritoine est enflammé, et sur la paroi et sur les viscères ; il est le siége d'une injection qui se présente sous forme de stries et d'arborisations ; cette vascularisation est plus accusée sur l'épiploon et les intestins, sur l'utérus et ses annexes ; elle occupe le tissu cullulaire sous-péritonéal sans pénétrer la séreuse ; celle-ci se détache plus facilement, elle a perdu son poli et sa transparence normales ; les anses intestinales adhèrent entre elles et avec la paroi par l'intermédiaire d'une matière onctueuse, visqueuse qui les recouvre. Çà et là sur les viscères, le foie, la rate, les intestins, l'utérus, fausses membranes molles, d'un blanc jaunâtre, peu épaisses.

On trouve dans la cavité abdominale un épanchement assez abondant. Le liquide limpide, séreux à la partie supérieure est trouble, opaque, lactescent dans l'excavation, où cependant l'injection n'est pas plus intense. Dans ce liquide, sont tenus en suspension des flocons fibrino-albumineux infiltrés de pus.

L'utérus mesure 16 centimètres de hauteur sur 12 de largeur ; son tissu propre a perdu sa dureté habituelle, il est mou sans cependant se laisser déchirer facilement. La face interne est tapissée par une bouillie, molle, noirâtre, par places grisâtre, sans odeur, s'enlevant sous un filet d'eau et laissant le tissu musculaire à nu. L'insertion placentaire est à la partie inférieure et postérieure ; les cotylédons sont saillants, ramollis, infiltrés de pus ; à leur niveau, les sinus utérins sont béants, non oblitérés par des caillots fibrineux. Au voisinage du col, on trouve dans les sinus une matière épaisse, jaunâtre, purulente, existant des deux côtés, mais plus abondante à gauche. La membrane interne des veines est dans la partie correspondante lisse, d'un blanc mat, sans imbibition, sans altération spéciale. Il en est de même des sinus des autres parties de l'organe.

Les ovaires sont volumineux, ramollis dans leur partie centrale. On ne trouve rien dans les trompes, dans les lymphatiques, dans les ganglions pelviens et lombaires. Les veines utéro-ovariennes sont dilatées, elles contiennent un sang noir, sans traces de pus. Sur les côtés de l'utérus, à la partie inférieure près du col, existe une infiltration purulente des ligaments larges, sous forme de plaques assez étendues, irrégulières, mal circonscrites, contenant un liquide jaunâtre trouble; le tissu cellulaire qui contient ce liquide est d'un jaune verdâtre; pas de traces de pus collectionné. Le foie est gras, la rate n'est pas ramollie; le cœur est volumineux, on trouve dans ses cavités droite et gauche des caillots en partie décolorés. Pas d'abcès métastatiques.

Les accidents puerpéraux ont débuté, chez cette femme, à la fin du premier jour des suites de couches. On ne peut leur rapporter les symptômes observés pendant le travail, tels que les vomissements, les frissons irréguliers et la petitesse du pouls. En effet, la face n'était pas altérée, l'utérus n'était pas douloureux dans l'intervalle des contractions; après l'accouchement, l'utérus était à peine sensible, le ventre souple; ces symptômes dépendaient du travail et de l'hémorrhagie abondante qui l'avait précédé. La péritonite a été générale d'emblée, et à l'autopsie, outre les altérations de la séreuse abdominale, on a trouvé une inflammation de la sérotine, du pus dans les sinus utérins, une paramétrite commençante.

Observation III.

Péritonite généralisée, métrite et phlébite utérine; mort; autopsie.

Émilie D..., non mariée, âgée de 30 ans, cartonnière, entre le 17 janvier 1867 à l'hôpital Saint-Louis; elle est couchée dans le service de M. Hardy, au n° 14 de la salle Saint-Ferdinand.

Réglée à 24 ans, depuis règles régulières survenant tous les huit jours, abondantes les cinq premiers jours. Primipare, elle a vu pour la dernière fois le 20 avril 1866.

Elle s'est bien portée pendant la grossesse, n'accuse que de l'inappétence, du dégoût de la viande et du vin pendant les premières semaines. Du côté des seins elle a éprouvé, au début, des démangeaisons et des picotements; d'abord plus gros et plus fermes, ils se sont ramollis dans les dernières semaines, ont un peu coulé à la fin; l'aréole est brunâtre avec de nombreux tubercules de Montgomery; la peau du sein est tigrée.

Apparition des premières douleurs le 16 janvier, à neuf heures du soir; elles deviennent expultrices le 17, à deux heures de l'après-midi. A son entrée nous constatons une déviation rachitique des membres inférieurs, les membres supérieurs sont courts sans déviation apparente, la colonne vertébrale a sa direction normale. Si l'on excepte le diamètre antéro-postérieur du détroit supérieur, tous les diamètres du bassin paraissent réguliers ; l'angle sacro-vertébral est saillant, légèrement incliné à droite. Avec l'index dirigé sur le promontoire, on trouve, toute réduction faite, 9 centimètres pour le diamètre sacro-pubien. Le sommet se présente en O. I. G. A.

A dix heures du soir, la poche des eaux est rompue, le col complétement dilaté, la tête engagée au détroit supérieur. Elle accouche le 18, à une heure du matin, d'un garçon vivant, à terme, pesant 2,850 grammes. Les petites lèvres, et surtout la gauche, sont, à leur face interne, le siége d'éraillures superficielles. Pendant le travail, frissons répétés, agitation, pouls fréquent, de 92 à 110 ; plusieurs vomissements aqueux et bilieux, altération des traits.

Le 18. Une fois transportée à son lit, la malade éprouve une sensation de froid momentanée sans malaise ; elle se réchauffe facilement.

Elle a un peu dormi. Ce matin, pouls à 86, large. Le ventre est souple ; l'utérus, volumineux, est douloureux à la pression dans toute son étendue, la douleur est plus vive au niveau des angles ; elle existe également en dehors de l'utérus à la partie interne des fosses iliaques et dans les mouvements. Quelques tranchées suivies d'un écoulement lochial plus abondant. Lochies sanguinolentes, sans odeur.

La langue est humide, blanche ; la soif modérée ; céphalalgie.

Cataplasme abdominal laudanisé ; julep opium 0,05 ; 3 injections camphrées.

A quatre heures, le pouls monte à 108.

Le 19. Le pouls est à 106, large. Le ventre est un peu tendu, non ballonné. La malade accuse les mêmes douleurs au niveau et autour de l'utérus, soit à la pression, soit dans les mouvements. Les lochies coulent abondantes ; elles sont rougeâtres, muqueuses. Les seins sont peu développés ; céphalalgie frontale modérée.

Même traitement, plus 20 sangsues.

Le soir, les sangsues ont bien coulé ; les douleurs ont diminué ainsi que la fièvre (92 pulsations).

Le 20. La peau est chaude, le pouls à 112. L'utérus, légèrement revenu sur lui-même, n'est plus qu'à quatre travers de doigt de la symphyse ; il est douloureux à la partie inférieure et le long des bords, surtout du côté droit. Mêmes douleurs qu'hier en dehors de l'utérus et dans les mouvements. Les lochies continuent à couler rougeâtres, muqueuses, sans odeur.

Les seins sont un peu gonflés; on trouve dans la partie axillaire de la glande quelques conduits galactophores durs, douloureux au toucher. La face est pâle et amaigrie.

Mêmes prescriptions, sauf les sangsues.

Le 21. La malade a éprouvé hier soir sur les sept heures un léger frisson. Le froid a débuté par la poitrine, puis s'est étendu sur tout le corps; en même temps, tremblement des membres, malaise. Le frisson dure de douze à quinze minutes; il est suivi d'une réaction modérée et de transpiration pendant le sommeil.

Ce matin le pouls est à 116, large; le ventre un peu tendu; les douleurs utérines persistent; les lochies sont abondantes, noirâtres. Les seins sont dans le même état; ils donnent, quand on les presse, un liquide jaunâtre épais. Langue humide, blanche, saburrale; 1 selle après un lavement huileux pris hier soir.

Poudre d'ipéca, 1 gr. 50; même prescription d'ailleurs.

La malade a vomi 5 ou 6 fois abondamment, les efforts de vomissements sont pénibles et douloureux; le pouls donne 120 pulsations à quatre heures.

Le 22. (Elle a vu mourir sa voisine hier à onze heures du soir.) Nouveau frisson hier soir, se répétant ce matin après que la malade a été lavée; semblables au premier, ces deux frissons durent de dix à quinze minutes, ne s'accompagnent pas d'une exaspération de la douleur abdominale.

Le pouls est à 128, large; la peau chaude; mêmes douleurs utérines et péri-utérines. Les lochies continuent à couler; 2 selles diarrhéiques pendant la nuit.

A quatre heures, la fréquence du pouls est la même.

Le 23. La malade n'a pas dormi à cause des douleurs abdominales. Elle a été prise dans le cours de la nuit, et sans nouveau frisson, de vives douleurs dans le bas-ventre. Le pouls est petit, dépressible, à 140; chaleur vive à la peau. Le ventre est tendu, un peu développé; l'utérus dépasse les pubis de quatre travers de doigt; il est douloureux à la pression, le toucher est également douloureux au niveau des fosses iliaques et des flancs; les mouvements et les secousses de la toux réveillent des douleurs dans le bas-ventre. Pas d'élancements spontanés quand la malade est immobile dans le décubitus dorsal.

La soif est vive, 4 ou 5 selles diarrhéiques depuis hier matin. La face amaigrie, grippée, a une expression de souffrance, les traits sont altérés; oppression sternale; la respiration est à 26, pas de soulèvement de la paroi abdominale dans l'inspiration.

— 20 sangsues ; julep opium, 0 gr. 10 ; bordeaux, 200 gr. ; 3 injections camphrées.

Le 24. Le pouls est à 128, la peau très-chaude. Le ventre est tendu, plus ballonné qu'hier. La douleur est la même et à la pression et dans les mouvements. Les lochies coulent peu ; elles sont sanguinolentes, sans odeur. Pas d'eschares à la vulve. Les seins sont moins développés, affaissés. La langue est humide, blanchâtre ; la soif vive ; nausées et envies de vomir. La diarrhée continue, les selles sont fétides, brunâtres ; la respiration est accélérée, à 30 ; sensation de pesanteur sternale et épigastrique. La face est amaigrie, contractée ; les traits sont tirés.

— Mêmes prescriptions. Onctions avec l'onguent napolitain belladoné; julep tannin, 0 gr. 60.

A quatre heures le pouls est à 136.

Le 25. Un peu d'agitation sans délire pendant la nuit. Le pouls est petit, à 128, la peau chaude et sèche. Le ventre est tendu, météorisé, les anses intestinales dilatées sont saillantes à sa surface. La malade n'accuse pas de douleurs à la pression et dans les mouvements ; cependant quand on déprime la paroi au niveau des flancs et de la région sous-ombilicale, la face se grippe ; quand elle tousse, elle pose la main sur le ventre comme si elle éprouvait une douleur assez vive. Les lochies sont peu abondantes, noirâtres, sans odeur. Nausées et envies de vomir. La diarrhée continue (7 ou 8 selles depuis hier). La face est amaigrie, jaunâtre ; les yeux sont enfoncés dans l'orbite. La malade s'asseoit sur son lit et demande à partir, disant qu'elle se trouve mieux.

— Mêmes prescriptions; 2 vésicatoires à la face interne des cuisses. Le soir, le pouls donne 140 pulsations.

Le 26. L'agitation est revenue pendant la nuit ; délire loquace ; elle répète sans cesse qu'elle est guérie, qu'elle veut s'en aller. Le pouls est filiforme, à 160, la peau froide, les veines sous-cutanées sont violacées et très-apparentes ; le ventre est ballonné, tympanisé. Il n'y a pas de douleurs abdominales; les lochies coulent très-peu ; hoquet et renvois. La malade a vomi deux fois ce matin après avoir pris du vin ; elle a eu encore plusieurs évacuations involontaires. La respiration est courte, pénible, à 44.

Les vésicatoires ont à peine pris ; érythème vésiculeux sur la paroi abdominale ; pas de stomatite. La face est pâle, les lèvres sont violacées, les yeux caves et cernés.

Dans la journée, plusieurs vomissements verdâtres ; 2 selles diarrhéiques ; le pouls dépasse 160, est filiforme, presque insensible ;

l'intelligence est conservée ; les réponses sont précises. La mort arrive à sept heures du soir.

L'*autopsie* est faite le 28, à dix heures du matin.

La paroi abdominale incisée, nous trouvons les anses intestinales volumineuses, l'intestin grêle ayant les dimensions du gros intestin ; les anses sont mollement agglutinées entre elles par une matière poisseuse et par des fausses membranes jaunâtres. Le tissu cellulaire sous-péritonéal est le siége d'une vascularisation existant sur la paroi et sur quelques viscères, l'épiploon, l'intestin ; la séreuse est dépolie, poisseuse. On ne trouve pas de liquide dans cette partie de l'abdomen, pas de pseudo-membranes sur le foie et sur la rate.

L'excavation pelvienne est circonscrite à sa partie supérieure par des adhérences de l'S iliaque et de plusieurs circonvolutions intestinales avec la paroi ; elle renferme un liquide séro-purulent à sa partie supérieure, purulent à la partie inférieure, dans le cul-de-sac rétro-utérin ; on rencontre de nombreuses pseudo-membranes en suspension dans le liquide et appliquées sur l'utérus et ses annexes ; elles sont plus ou moins épaisses, jaunâtres, et quelques-unes sont irrégulières à leur face interne.

L'utérus mesure 17 centimètres du col au fond et 14 d'une trompe à l'autre ; son tissu propre est rosé, ramolli ; il a perdu sa densité normale ; la face interne est baignée par une bouillie noirâtre, grisâtre le long des bords ; elle s'enlève par le lavage et laisse les fibres musculaires à nu. L'insertion placentaire est à la partie supérieure et antérieure ; les cotylédons sont peu saillants, mous, infiltrés de pus, la pression en fait sortir des goutelettes de pus ; en les incisant, on trouve les sinus en partie béants, en partie oblitérés par des caillots mous, noirâtres ou grisâtres ; leur membrane interne est rouge, irrégulière, épaissie, le tissu qui l'entoure est injecté. Les altérations que nous avons observées dans les sinus utérins le long des bords et dans le voisinage des trompes, sont multiples ; dans les uns ce sont des caillots noirâtres communiquant par imbibition une couleur rouge à la membrane interne ; dans les autres des caillots mélangés de pus ; ici, du pus sous forme d'un liquide épais, jaunâtre ; là du pus concret, étalé sous forme de pseudo-membrane appliquée à la face interne des veines sans lésion de la paroi à ce niveau. Examinées en dehors de la sérotine les parois veineuses nous ont paru saines dans toute l'étendue de l'organe.

Dans le col : éraillures verticales de la face interne, déchirures des commissures et de la lèvre postérieure, consécutives à l'accouchement ; coloration noirâtre, ardoisée de son tissu sans infiltration purulente. A l'union du corps et du col existent de chaque côté des dépôts de pus concret dans plusieurs petites veines.

Les ovaires sont peu volumineux ; dans l'ovaire droit, infiltration purulente de la partie médullaire dans le voisinage du hile. Les trompes sont dilatées, flexueuses, remplies par un liquide blanchâtre, crémeux. Les veines utéro-ovariennes renferment un sang noir coagulé et des caillots mélangés de pus, leurs parois sont entièrement saines. Rien dans les lymphatiques pelviens et dans les ganglions lombaires.

On trouve à la face postérieure de l'utérus près du ligament de l'ovaire droit, entre le péritoine et le tissu utérin, une infiltration jaunâtre purulente du tissu cellulaire avec de petits abcès non enkystés, contenus dans les mailles de ce tissu, sans traces d'inflammation autour. La même infiltration purulente existe dans l'épaisseur des ligaments larges, soit près des trompes, soit à la partie inférieure le long des veines utéro-ovariennes près des bords de l'utérus. Rougeur sans œdème de la muqueuse de l'intestin grêle; congestion hypostatique des deux bases du poumon. Pas de traces d'abcès métastatique malgré des recherches minutieuses.

Les symptômes observés au début chez cette fille ont été ceux d'une inflammation de l'utérus et du péritoine péri-utérin, consécutive à la longueur et à la difficulté du travail : le travail a duré vingt-huit heures, le bassin était rétréci, le fœtus à terme et du sexe masculin. Les frissons survenus les troisième, quatrième et cinquième jours indiquaient une infection de sang ; le sixième jour, la péritonite s'est généralisée sans s'étendre à toute la séreuse abdominale. A l'autopsie, nous avons trouvé une inflammation d'une grande partie du péritoine, une phlébite utérine localisée à l'insertion placentaire, une infiltration purulente de l'ovaire droit et des ligaments larges.

Observation IV.

Péritonite pelvienne généralisée ; mort; autopsie : pus dans le péritoine, dans les sinus utérins, dans les ligaments larges.

Jeanne S..., femme F...., âgée de 38 ans, couturière, entre le 25 janvier à l'hôpital Saint-Louis, et accouche le même jour d'une fille à terme.

Elle est enceinte pour la troisième fois ; les deux grossesses antérieures se sont terminées par un accouchement naturel à terme, les suites de couches ont été régulières.

Bien réglée, elle a vu pour la dernière fois le 10 avril 1866. Dès le début et pendant les trois premiers mois, presque tous les jours, vomissements glaireux, quelquefois bilieux, venant sans efforts, sans étourdissements le matin à jeun, vomissements bilieux ou alimentaires peu abondants survenant indistinctement après tous les repas, mais plus souvent après celui du matin. Elle se mettait parfois à table, après avoir vomi, sans rejeter ce qu'elle prenait alors. OEdème des malléoles dans les derniers mois et seulement le soir.

Début du travail le 24 janvier à deux heures du soir, la poche des eaux se rompt dans une douleur le 25 à trois heures du matin, à quatre heures les douleurs sont expultrices. Présentation du sommet. Accouchement à sept heures du matin. Délivrance naturelle. Pas de frisson après l'accouchement.

Elle est couchée dans le service de M. Hardy, au n° 9 de la salle Saint-Ferdinand.

Le 25, à quatre heures, le pouls est à 80. Le ventre est souple, l'utérus à l'ombilic dépasse la symphyse de 12 centimètres, la pression est sensible au niveau des angles, les lochies coulent sanguinolentes.

Le 26. 84 pulsations, chaleur modérée de la peau; l'utérus est toujours à l'ombilic, sensible à la pression dans toute son étendue; pas de tranchées; lochies sanguinolentes épaisses, sans odeur; un peu de gonflement des seins, ils sont souples cependant et donnent, quand on les presse, un liquide épais et jaunâtre. Anorexie.

A quatre heures, le pouls monte à 100; elle vient de donner le sein.

Le 27. La malade a un peu dormi; le pouls est plein, à 92; le ventre légèrement tendu, soulevé par des anses intestinales. L'utérus mesure 10 centimètres au-dessus des pubis; il est douloureux à la pression dans toute son étendue, la sensibilité est plus vive au niveau des angles; quand on touche l'utérus sans le déplacer on ne détermine pas de douleurs; les mouvements retentissent douloureusement dans le bas-ventre. Les seins sont développés, consistants. Langue humide, blanche; constipation.

— Cataplasme abdominal; julep opium, 0,05; injections camphrées.

Le 28. Le pouls est toujours fréquent, plein et large (96 pulsations). Le ventre est un peu développé, le fond de l'utérus est à 8 centimètres de la symphyse; mêmes douleurs utérines; la malade accuse, en outre, un peu de sensibilité à la pression dans les fosses iliaques, surtout du côté gauche; pas de tuméfaction appréciable. Lochies abondantes, sanguinolentes, épaisses, sans odeur. Seins consistants ; la partie axillaire est un peu empâtée, douloureuse au toucher et dans les mouvements du bras; gerçures superficielles à la base du mamelon, douloureuses pendant toute la durée de la succion. Constipation. Le facies est un peu abattu.

Au toucher, le vagin est chaud; le col, déchiré aux deux commissures, est entr'ouvert; tout mouvement imprimé au corps utérin est sensible; pas de dureté, de gonflement dans les culs-de-sac.

Le 29. Même fréquence du pouls. L'utérus, à quatre travers de doigt de la symphyse, est incliné à droite; douleurs à la pression le long des bords et à la partie interne des fosses iliaques; tension de cette région sans empâtement appréciable; les mouvements et la toux retentissent douloureusement dans le bas-ventre. Les lochies sont séreuses, fétides; la langue est humide, blanche; anorexie; pas de selles après un lavement donné hier soir.

— Huile de ricin, 20 gr.; onctions avec l'onguent napolitain belladoné; julep opium, 0,05; injections camphrées.

Le 30. La malade est dans le même état, elle a eu plusieurs évacuations alvines pendant la nuit; le pouls monte à 94, chaleur modérée de la peau.

Le 31. La nuit a été assez bonne, ce matin nous trouvons la malade dans l'état suivant : tendance au frisson dès qu'elle se découvre, pouls à 112, peau chaude. Météorisme abdominal; érythème hydrargyrique intense occupant la paroi, les plis inguinaux, la partie supérieure et interne des cuisses. L'utérus, à quatre travers de doigt au-dessus de la symphyse, est toujours un peu douloureux. Les lochies, sanguinolentes hier soir, sont séreuses ce matin, sans odeur. Les seins sont moins développés; l'allaitement est défendu. Langue humide, blanche; stomatite légère; la diarrhée continue; la face est pâle, amaigrie, les traits sont tirés.

A quatre heures, le pouls donne 120 par minute.

Le 1er février. Le pouls est fréquent, à 108, la peau chaude. Le ventre est tendu uniformément, un peu plus ballonné; la pression, les mouvements sont douloureux dans la région hypogastrique. La soif est vive, la diarrhée modérée, envies de vomir; même état de l'érythème mercuriel et de la stomatite.

— Cataplasme laudanisé sur le ventre; julep tannin, 0 gr. 60.

Après la visite, elle éprouve une sensation de froid plutôt qu'un frisson; le refroidissement dure de six à huit minutes, est suivi d'une chaleur légère. A quatre heures le pouls est toujours à 120.

Le 2. La malade a un peu dormi, a transpiré abondamment; le pouls est dur, serré, toujours fréquent; même état de l'abdomen et de l'utérus, les lochies coulent peu, sont séreuses; langue un peu sèche, soif vive, persistance de la diarrhée; la face est pâle, abattue, fatiguée.

— Même prescription; julep opium, 0 gr. 10.

Le 3. Sueurs abondantes pendant la nuit, sans nouveau frisson. Pouls à 112.

Le 4. La malade a vomi hier un peu de vin; la face est jaunâtre, altérée.

Le 5. L'état est de plus en plus grave. Le pouls est petit, fréquent, à 132. Le ventre est uniformément tendu, météorisé. Depuis ce matin, douleurs spontanées, vives, s'étendant du bas-ventre à la région lombaire; la pression, même légère, est douloureuse dans tout l'abdomen ; la douleur est réveillée par les mouvements, les secousses de la toux. Les lochies coulent peu, les seins sont moins développés.

La langue est sèche, moins large; renvois et hoquet; vomissements peu abondants laissant déposer un mucus verdâtre; une selle diarrhéique involontaire. La face est pâle, grippée, les traits sont altérés; les yeux enfoncés, bordés d'un cercle noir; décubitus dorsal; veines bleuâtres saillantes se dessinant sous la peau de l'avant-bras. La respiration est à 26, anxieuse et profonde.

— Onguent napolitain sur le ventre. Vésicatoire à la face interne des cuisses; julep opium, 0 gr. 10.

Le soir, pouls filiforme, à 140.

Le 6. Insomnie; un peu de délire; le pouls dépasse 160, est filiforme; le ventre est un peu douloureux à la pression; la langue est sèche; les renvois et le hoquet sont fréquents, les vomissements continuent, ils sont d'un vert foncé, bilieux, spontanés et provoqués. Il y a encore un peu de diarrhée. Même dyspnée, 30 respirations. Même expression de la physionomie. Les vésicatoires ont bien pris. A trois heures le pouls est filiforme, d'une fréquence excessive, la peau froide, les extrémités sont violacées, l'intelligence est entière. La mort arrive à six heures du soir.

Autopsie le 8 à dix heures du matin.

A l'ouverture de l'abdomen, nous trouvons une vascularisation du tissu cellulaire sous-péritonéal plus accusée sur l'épiploon, l'intestin et la paroi; des fausses membranes plus ou moins épaisses, jaunâtres à la face inférieure du diaphragme, sur les faces convexe et concave du foie, sur la rate et les intestins; un épanchement séro-purulent assez abondant; des traînées purulentes le long du mésentère, du côlon et çà et là entre les circonvolutions de l'intestin grêle.

La cavité alvo-pelvienne est limitée, à sa partie supérieure, par des adhérences de l'S iliaque et de l'intestin grêle avec la paroi; elle contient un liquide opaque entièrement formé de pus; elle est tapissée par des fausses membranes continues, étendues de la face postérieure de l'utérus et des annexes, aux parois de l'excavation; ces pseudo-membranes sont épaisses, tomenteuses, irrégulières à leur face libre, qui ressemble à l'aspect du péricarde dont les deux feuillets sont recouverts de fausses membranes mamelonnées et chagrinées.

L'utérus est revenu sur lui-même (11 centimètres sur 6) ; sa face interne est recouverte par un mucus sanguinolent; l'insertion placentaire est à la partie supérieure et postérieure; à son niveau on trouve les sinus oblitérés par des caillots fibrineux adhérents. Au niveau de l'insertion des trompes, plusieurs sinus contiennent une matière d'un blanc jaunâtre, infiltrée de pus; nous trouvons deux de ces dépôts purulents à gauche, un plus grand nombre à droite; le sinus est un peu dilaté à leur niveau, les parois sont lisses, régulières. Au voisinage du corps et du col, plusieurs veines utérines, encore dans l'épaisseur de l'organe, renferment du pus épais, concret, que l'on enlève avec la lame d'un scalpel.

Les ovaires sont peu volumineux, entourés de fausses membranes. La muqueuse des trompes est rouge, injectée; on trouve en dehors une petite cavité pleine de pus, circonscrite par le pavillon de la trompe droite, en grande partie adhérent à l'ovaire, par l'ovaire et par des pseudo-membranes. Dans les veines utéro-ovariennes, caillots récents, allongés, bouchant incomplétement le calibre du vaisseau. Rien dans les lymphatiques pelviens, dans les ganglions lombaires.

Le tissu cellulaire des ligaments larges présente une infiltration purulente sous forme de traînées jaunâtres, denses, parallèles aux vaisseaux, plus marquées près des bords de l'utérus.

La rate est un peu diffluente; la muqueuse de l'intestin grêle, du cæcum et du côlon, est rouge, injectée, épaissie par places. Congestion pulmonaire double, hypostatique. En incisant le cœur droit et les veines caves, il s'écoule un sang d'un rouge sombre, épais quoique non coagulé, poisseux, donnant à l'endocarde une coloration d'un rouge livide, due à l'imbibition.

Eschares superficielles au niveau du sacrum.

L'empoisonnement puerpéral a débuté encore dans ce cas par les symptômes d'une péritonite pelvienne. Au septième jour, l'état devient plus grave, un léger refroidissement, une tendance au frisson, des sueurs abondantes, une diarrhée persistante, l'altération des traits, indiquent une infection du sang. Au douzième jour de la maladie, la péritonite se généralise, enlève rapidement la malade. J'ajouterai que cette femme est restée le premier jour, après son accouchement, vis-à-vis celle dont l'observation vient d'être rapportée et qui a succombé le 26 janvier à la fièvre puerpérale.

Observation V.

Péritonite générale d'emblée, se localisant dans l'excavation, puis s'étendant de nouveau à toute la séreuse; mort; autopsie : pus dans le péritoine, les sinus utérins et les ligaments larges.

Célestine M..., âgée de 20 ans, fleuriste, entre le 30 janvier 1867 à l'hôpital Saint-Louis, dans le service de M. Hardy.

Cette fille est primipare; réglée régulièrement, elle a vu ses dernières règles le 26 avril.

Du début de la grossesse, à la fin du cinquième mois, vomissements bilieux fréquents le matin à jeun; vomissements non quotidiens mais également fréquents, tantôt après un repas, tantôt après un autre, venant plus souvent après celui du soir.

Elle s'est bien portée du sixième mois jusqu'à l'accouchement.

Début du travail le 30 janvier à deux heures du matin; les douleurs deviennent plus fréquentes et plus fortes à partir de dix heures; à deux heures du soir la poche des eaux se rompt dans une douleur; elle accouche à quatre heures d'une fille à terme se présentant par le sommet. On constate une déchirure de la fourchette et des éraillures multiples à l'entrée du vagin.

Elle est couchée salle Saint-Ferdinand, n° 27.

Le 31. La nuit a été bonne, le pouls est à 80, le ventre souple, l'utérus se contracte douloureusement sous la main qui l'examine; quelques coliques utérines suivies d'un écoulement de sang plus abondant. Langue humide, sans enduit.

Dans l'après-midi, après avoir vu plusieurs de ses amies et

éprouvé une légère contrariété, elle est prise de malaise, d'agitation, de froid aux pieds; le refroidissement devient général, s'accompagné de trépidation des membres, de claquement de dents. La trépidation musculaire dure environ quinze minutes, la sensation de froid près de quarante-cinq minutes, avec tendance au tremblement au moindre mouvement; la réaction s'établit facilement; bien réchauffée la malade s'endort et transpire.

A quatre heures, le pouls est à 124. Dans la nuit seulement se déclarent les douleurs abdominales.

Le 1er février. Elle n'a pas eu de repos à cause des douleurs dans le ventre. Les traits sont altérés, la face a une expression de souffrance, le pouls est à 112, large, la peau chaude et moite.

Le ventre se tend pendant l'examen, la pression de la paroi douloureuse dans toute l'étendue de l'abdomen, l'est principalement à l'épigastre, dans les flancs et à l'hypogastre; les mouvements provoquent de nouvelles douleurs. L'utérus revient sur lui-même, dépasse la symphyse de quatre travers de doigt. Les lochies coulent peu, sont sanguinolentes. Les seins moyennement développés contiennent du colostrum, l'allaitement est suspendu. Il n'y a pas de gène de la respiration.

20 sangsues. Julep opium, 0 gr. 05; 3 injections camphrées.

A trois heures les sangsues coulent encore; depuis leur application la douleur est moins vive, le pouls marque 100 par minute.

Le 2. Le pouls est descendu à 92. Tension légère du ventre, la pression est douloureuse le long des bords de l'utérus et à la partie interne des fosses iliaques. Les lochies sont sanguinolentes, peu abondantes; il n'y a pas de montée de lait; la langue est humide, blanche.

Mêmes prescriptions, sauf les sangsues.

Le 3. Le pouls est plein, à 108. Même tension de la paroi abdominale, mêmes douleurs à la pression. Quand elle tousse, quand elle remue, la malade éprouve une douleur assez vive qu'elle rapporte à la vulve et à l'anus. Les lochies coulent toujours peu, sont rougeâtres, muqueuses. La langue est humide, blanche. La face est altérée, le regard fixe, les traits sont immobiles.

Le 4. L'altération des traits persiste, la malade est, de plus, dans un état d'assoupissement. Le pouls monte à 120, est plein; la peau est chaude et sèche, le ventre légèrement tendu et ballonné. Mêmes douleurs dans les mouvements; la pression de la paroi sous-ombilicale est douloureuse, surtout au niveau de l'utérus.

Lochies noirâtres, muqueuses; 1 selle ce matin, après un lavement simple.

Le 5. La malade est légèrement assoupie; elle se réveille facilement et répond bien aux questions. La douleur abdominale persiste à la pression et dans les mouvements; les seins sont moins développés, flétris; la langue est légèrement humide; soif, renvois et envies de vomir; 1 selle non diarrhéique. Le pouls est à 116, dur; la peau chaude.

Le 6. Depuis la soirée d'hier, la malade éprouve des douleurs vives, des élancements dans le ventre; elle n'a pas dormi à cause de ces douleurs. Le pouls est petit, à 144; la peau très-chaude.

Le ventre est tendu, tympanisé; la paroi est soulevée par les anses de l'intestin dilatées. Douleurs spontanées dans les flancs et le bas-ventre, devenant plus vives par intervalles et s'irradiant dans tout l'abdomen; la pression de la paroi ne peut être supportée. Les lochies sont peu abondantes, noirâtres, sans odeur. Les éraillures vulvaires sont grisâtres.

Langue rouge, un peu sèche, renvois et envies de vomir. Ce matin, plusieurs vomissements laissant déposer un mucus verdâtre; selles diarrhéiques involontaires. La respiration est courte, pénible, à 38. La malade est dans le décubitus dorsal, abattue; la face est terreuse et plombée, les yeux sont caves et cernés; de temps en temps la figure se grippe sous l'influence de la douleur. Les veines sous-cutanées sont saillantes, violacées.

2 vésicatoires à la face interne des jambes; julep opium, 0,10.

Onguent napolitain belladoné.

A trois heures, le pouls est presque insensible, à 152; la face et les extrémités sont froides; les vomissements continuent abondants, légèrement verdâtres.

La malade expire à dix heures du soir.

Autopsie le 8 février, à dix heures du matin.

Dans la grande cavité péritonéale le péritoine est rouge, injecté; sa surface est poisseuse, recouverte de fausses membranes blanchâtres disséminées sur la paroi, l'épiploon et les intestins. Dans l'excavation, épanchement séro-purulent à la partie supérieure, entièrement purulent au fond du cul-de-sac rétro-utérin; pseudo-membranes épaisses, jaunâtres, assez nombreuses sur la face postérieure de l'utérus, sur les parois de la cavité.

L'utérus mesure 11 centimètres de hauteur sur 8 en largeur. Sa face interne est tapissée par une bouillie noirâtre, semblable aux lochies; l'insertion placentaire est à la partie supérieure et postérieure, plus rapprochée de la trompe gauche; sa surface est irrégulière, mamelonnée, sans traces de pus. Au voisinage du col, le long des bords utérins, plusieurs sinus contiennent du pus épais, concret; la membrane interne des veines est saine.

Les veines utéro-ovariennes sont pleines d'un sang noir coagulé. Dans le tissu cellulaire des ligaments larges, des deux côtés, mais surtout du côté droit, on trouve près de l'utérus une infiltration séro-purulente; le tissu infiltré a une coloration d'un jaune verdâtre.

Observation VI.

Péritonite pelvienne généralisée; mort; autopsie : pus dans le péritoine, à la face interne de l'utérus, dans les sinus utérins et dans les ligaments larges.

Ernestine B....., fille, âgée de 22 ans, couturière, entrée à Saint-Louis le 4 février, est couchée dans le service de M. Hardy, au n° 19 de Saint-Ferdinand.

Menstruation régulière et abondante; dernières règles à la fin d'avril 1866. Elle s'est bien portée pendant cette grossesse qui est la première; pas de troubles digestifs; névralgie sciatique gauche dans les derniers mois. Elle est prise des premières douleurs le 5, à une heure de l'après-midi. La poche des eaux est rompue quinze minutes avant l'accouchement. Elle accouche à onze heures du soir, après dix heures de travail, d'un garçon à terme, se présentant par le sommet. La fourchette est déchirée; la face interne de la petite lèvre gauche est le siége d'une profonde éraillure.

Le 6. Le pouls est à 68; l'utérus sensible à la pression au niveau des angles. De temps en temps surviennent quelques coliques utérines, s'accompagnant de douleurs pelviennes et lombaires et suivies d'un écoulement plus abondant par le vagin. Les lochies sont sanguinolentes.

Elle est prise dans la soirée de malaise, de céphalalgie, d'une sensation de froid bornée aux membres inférieurs et durant une grande partie de la nuit. Dès qu'elle se découvre, dès qu'elle fait un mouvement, le froid s'étend aux reins, à la poitrine. Les membres tremblent; cette trépidation est momentanée; le froid persiste malgré tout ce que l'on fait pour le combattre. Avec le frisson se déclarent des douleurs vives dans le bas-ventre, douleurs un peu calmées par un cataplasme laudanisé et un quart de lavement avec 10 gouttes de laudanum.

Le 7. Un peu de sommeil sur le matin ; le pouls est à 124, vif, bondissant; le ventre est un peu tendu, résistant; la pression de la paroi, très-douloureuse au niveau de l'utérus, l'est un peu moins au niveau des fosses iliaques. Par instants, douleurs spontanées sous forme d'élancements partant du bas-ventre et s'irradiant dans l'abdomen. Lochies abondantes, sanguinolentes. Les seins sont développés; la soif est vive. La face rouge, animée, se grippe pendant les élancements douloureux. La malade est immobile dans le décubitus dorsal.

30 sangsues ; julep, extrait d'opium 0 gr. 10 ; lotions et injections camphrées.

Son enfant meurt dans la journée.

Le soir, la sensibilité abdominale est diminuée ; le pouls est à 106, vif, bondissant.

Le 8. La nuit a été assez bonne ; le pouls est à 116, dur, brusque ; la peau chaude.

Le ventre, un peu plus tendu et ballonné, est encore dépressible ; mêmes douleurs à la pression au niveau de l'utérus et des fosses iliaques; douleurs vives dans les mouvements ; pas d'autres douleurs spontanées. Œdème de la partie inférieure de la grande lèvre gauche ; langue humide, blanche ; soif vive. La face est amaigrie, altérée; les traits sont tirés. Gêne légère de la respiration, à 22.

—Même traitement, sauf les sangsues.

A quatre heures, le pouls est à 136, les douleurs persistent; envies de vomir.

Le 9. La malade a peu dormi; le pouls est toujours fréquent et dur (124 pulsations). Le ventre, légèrement tendu, est plus ballonné. Quelques élancements douloureux dans la région lombaire ; sensibilité à la pression de la région sous-ombilicale, surtout à droite ; mêmes douleurs dans les mouvements. Les lochies coulent ; elles sont jaunâtres, muqueuses ; œdème de la grande lèvre gauche et du périnée ; aspect grisâtre de la plaie périnéale. Les seins ne sont pas gonflés, la montée de lait ne s'est pas faite ; langue humide, d'un rouge vif; soif; envies de vomir ; constipation.

— Onctions avec l'onguent napolitain; julep opium, 0 gr. 05 et sulfate de quinine, 0 gr. 50 ; bordeaux, 200 gr. ; injections camphrées.

A trois heures, vomissements bilieux dans la journée après avoir bu ; les matières vomies laissent déposer un mucus verdâtre.

Le 10. Oppression et pesanteur épigastrique troublant le sommeil.

Ce matin, nous trouvons le pouls à 128 ; le ventre météorisé, tendu ; la paroi soulevée par l'intestin dilaté ; l'épigastre et la région sous-ombilicale douloureux à une pression, même légère ; pas de douleurs spontanées; les douleurs sont moins vives dans les mouvements. Les plaies périnéale et vulvaire sont tapissées par un enduit gris noirâtre. La langue est d'un rouge vif; les papilles sont saillantes; renvois et hoquet fréquents. Les vomissements sont nombreux, spontanés et provoqués; ils contiennent toujours de la bile. Ce matin, deux selles diarrhéiques. La face est amaigrie, a une teinte terreuse; les conjonctives ont leur coloration normale; le regard est fixe ; tremblement spasmodique des muscles des lèvres et du nez. Éruption érythémateuse et vésiculeuse sur l'abdomen; pas de stomatite ; une épistaxis hier soir; sensation d'étouffement; respiration à 28.

— Vésicatoires à la face interne des cuisses.

A quatre heures, 140 pulsations; veines sous-cutanées noirâtres, saillantes.

Le 11. Agitation et délire loquace pendant la nuit; le pouls est à 148; les extrémités sont violacées; la peau est froide ; même état de l'abdomen. La malade n'accuse aucune douleur; cependant quand elle remue, quand on déprime la partie sous-ombilicale de la paroi, la face se grippe et indique une douleur assez vive. Les lochies continuent jaunâtres et muqueuses; les grandes lèvres et le périnée sont œdématiés, tendus ; la plaie vulvaire est grisâtre ; même érythème hydrargyrique sans stomatite. La langue est sèche, rouge; la soif vive; hoquet rare, renvois fréquents; les vomissements sont abondants, d'un vert foncé, viennent sans efforts comme par régurgitation; diarrhée noirâtre involontaire. Respiration à 34; même pesanteur épigastrique. Les vésicatoires ont à peine pris.

Elle répond assez bien; la face est altérée, a une teinte terreuse ; le regard est fixe; les yeux sont enfoncés dans l'orbite et entourés d'un cercle noir. Dans le jour, parfois un peu d'agitation ; elle parle seule.

A quatre heures, le pouls dépasse 160; les lèvres et les extrémités sont cyanosées; les vomissements sont moins abondants. L'agitation disparaît et la mort arrive le 12, à deux heures du matin.

L'*autopsie* est faite le 13, à dix heures du matin.

Les anses intestinales sont volumineuses ; elles adhèrent mollement entre elles par l'intermédiaire d'une substance visqueuse qui recouvre la séreuse; le péritoine est dépoli, le tissu cellulaire qui le soutient est le siége d'une injection assez vive et générale. A la face inférieure du foie et sur les intestins, on trouve des pseudo-membranes et des flocons purulents ; dans la cavité péritonéale existe une certaine quantité de liquide séro-purulent. Dans l'excavation, l'épanchement est entièrement formé de pus ; le péritoine paraît épaissi, il est recouvert de fausses membranes plus nombreuses sur l'utérus et ses annexes.

L'utérus volumineux mesure 13 centimètres sur 10. Sa face interne est tapissée par une matière grisâtre purulente qui disparaît sous un filet d'eau. La sérotine, à la partie supérieure et antérieure de l'organe, est infiltrée de cette même matière purulente ; les cotylédons sont mous, peu saillants. Au voisinage de l'insertion des trompes on trouve quatre petits abcès (trois à droite, un à gauche) du volume d'une grosse tête d'épingle ; le pus est épais sous forme de flocons qui s'enlèvent avec le scalpel ; le sinus est un peu dilaté en ce point ; la membrane interne est normale.

Vésicules assez grosses dans la couche ovigène de l'ovaire ; injection de la substance médullaire ; pas de traces du corps jaune de la grossesse. Dans les veines utéro-ovariennes, sang noir et caillots mous noirâtres. Dans les ligaments larges on trouve de chaque côté le tissu cellulaire infiltré de pus verdâtre ; à la partie inférieure, près de l'utérus, le pus n'est pas collectionné ; près des trompes, au contraire, on trouve de petits abcès au milieu des mailles du tissu cellulaire. Rien dans les lymphatiques pelviens, dans les ganglions lombaires. Le cœur est volumineux ; la muqueuse de l'iléon est injectée.

Observation VII.

Péritonite pelvienne généralisée ; mort ; autopsie : pus dans le péritoine et le tissu cellulaire sous-péritonéal, dans la cavité utérine et les sinus utérins.

Hôpital Saint-Louis, salle Saint-Ferdinand, n° 9.

Émilie C...., fille, âgée de 21 ans, brodeuse en lingerie, entre le 8 février dans le service de M. Hardy. Bien réglée habituellement, primipare, elle a vu ses dernières règles le 25 avril.

Pendant les premiers mois de la grossesse, dégoût de la viande et du bouillon, vomissements fréquents après le repas de midi ou celui du soir, quelquefois bilieux, plus souvent alimentaires. Œdème des membres inférieurs ; crampes dans les mollets et les cuisses pendant la nuit dans les trois derniers mois.

Début du travail le 8 à trois heures du matin.

Le 9, vers dix heures du matin, les douleurs se ralentissent ; la poche des eaux est rompue, la tête étant engagée au détroit supérieur et le col dilaté presque complétement; les douleurs reviennent plus fortes et plus fréquentes pendant quelque temps, puis cessent complétement. Le sommet se présente en O. I. G. A. A cinq heures du soir, la malade étant préalablement anesthésiée, le forceps est appliqué dans l'excavation. Elle accouche d'une fille à terme, n'éprouve aucun accident pendant le travail, ni fièvre, ni vomissements. Entre l'accouchement et la délivrance, frisson peu intense, sans altération des traits. Le périnée est déchiré irrégulièrement dans une étendue de 2 centimètres; la face interne des petites lèvres et l'orifice du vagin présentent de profondes éraillures.

Opium, 5 centigrames en 2 pilules; bordeaux, 200 grammes.

Le 10. Le pouls est plein, monte à 92. Le ventre se tend pendant qu'on l'examine; l'utérus est douloureux à la pression dans toute son étendue, surtout le long du bord droit; les mouvements réveillent de légères douleurs dans le bas-ventre. Les lochies coulent bien, la plaie vulvaire est infiltrée de sang. La langue est humide, blanche.

Collodion sur l'abdomen. Injections camphrées au quart.

Trois heures après l'application du collodion les douleurs sont moins vives; à quatre heures, le pouls est à 100.

Le 11. La face n'est pas altérée; le pouls est à 96, plein. La pression est douloureuse dans toute la région sous-ombilicale, surtout sur les côtés de l'hypogastre; le collodion empêche de limiter l'utérus. Les lochies sont abondantes, séro-sanguinolentes; cuisson vulvaire après la miction et pendant les injections; les seins ne sont pas développés quoiqu'elle allaite. Langue humide, blanche; envies de vomir.

Poudre d'ipéca, 1 gr. 50 centig.; julep opium, 5 centigrammes.

La malade a vomi plusieurs fois abondamment; la douleur persiste. On enlève le collodion et on prescrit 15 sangsues.

Le 12. La nuit a été assez bonne; la face n'est toujours pas altérée. Le pouls est à 100, petit; le ventre est tendu, légèrement ballonné; l'utérus dépasse les pubis de quatre travers de doigt; la douleur persiste à la pression le long de son bord droit et dans les mouvements. Lochies séreuses, ayant un peu d'odeur; les grandes lèvres sont œdématiées; la plaie vulvaire est grisâtre; les seins ne sont pas gonflés; le lait ne monte pas; elle cesse de nourrir son enfant.

La malade a eu cette nuit trois vomissements aqueux verdâtres; respiration à 22, facile.

Onctions avec l'onguent mercuriel belladoné. Julep opium, 10 centigrammes.

A quatre heures, le pouls conserve sa fréquence, à 116.

Le 13. Un peu de sommeil pendant la nuit. Le pouls est fréquent, petit, à 132 ; la peau sèche et chaude. Tension uniforme et ballonnement du ventre empêchant de limiter l'utérus. Douleurs à la pression, dans les mouvements et la toux au niveau des fosses iliaques ; lochies peu abondantes, séreuses, fétides ; œdème des grandes lèvres et du périnée ; fausses membranes grisâtres peu épaisses sur les éraillures vulvaires et la déchirure périnéale. Langue humide, blanche ; renvois et envies de vomir ; une selle hier soir ; vomissements abondants d'un vert porracé ce matin.

La respiration est à 28 ; pas de soulèvement de la paroi abdominale dans l'inspiration ; face pâle, altérée, exprimant la douleur.

Même traitement. Sulfate de quinine, 60 centigrammes en trois paquets.

Le 14. 124 pulsations, peau chaude. Le ventre est très-tendu et ballonné ; les anses intestinales sont saillantes ; la douleur persiste à la pression au niveau des fosses iliaques, elle existe du côté gauche sur une plus grande étendue ; quelques douleurs dans le bas-ventre dans les mouvements. Les lochies continuent à couler ; les grandes lèvres sont toujours œdématiées et la plaie vulvaire grisâtre avec taches ecchymotiques çà et là dans l'épaisseur des fausses membranes ; les seins sont flétris. Renvois ; 2 vomissements abondants, d'un vert porracé depuis hier ; constipation. Respiration pénible, à 36 ; face pâle, moins abattue ; yeux caves et cernés.

Érythème de la paroi abdominale ; stomatite légère ; pas de bourdonnements d'oreille, de contraction des pupilles.

Même traitement, sauf julep opium, 10 centigrammes, et sulfate de quinine, 50 centigrammes.

A quatre heures, le pouls monte à 136.

Le 15. Le pouls est presque insensible, sa petitesse ne permet pas de le compter ; la peau est couverte d'une sueur froide, visqueuse, les extrémités sont violacées. Le ventre toujours tendu uniformément est un peu moins ballonné, n'est plus douloureux ; les lochies sont séreuses, coulent très-peu ; même état de l'œdème et de la diphthérite vulvaires. La langue est humide, rouge, vomissements très-abondants d'un vert foncé, spontanés ou provoqués ; elle a eu 2 selles diarrhéiques depuis hier. La face est amaigrie, jaunâtre ; les yeux sont enfoncés et cernés ; l'intelligence est conservée ; la respiration est anxieuse, atteint 44.

Même état de l'érythème hydrargyrique et de la stomatite ;

pas de signes d'absorption du sulfate de quinine ou de l'opium.

Glace; bordeaux, 250 grammes; extrait mou de quinquina, 3 gr. Les vomissements et les garde-robes cessent dans la journée. La malade meurt à six heures du soir, conservant son intelligence jusqu'à la fin.

Autopsie le 17 février, à dix heures du matin.

On trouve dans la cavité péritonéale une petite quantité de liquide séreux; des fausses membranes jaunâtres, sur l'intestin, le mésentère, les faces convexe et concave du foie; la séreuse, recouverte d'une matière poisseuse, qui fait adhérer entre elles les circonvolutions de l'intestin; une injection assez vive du tissu cellulaire sous-péritonéal, sur les parois et les viscères. L'excavation est séparée des autres parties de l'abdomen; elle forme comme une cavité à part limitée à sa partie supérieure par le cæcum et son appendice, et trois anses de l'intestin grêle distendues et agglutinées entre elles par des fausses membranes jaunâtres, épaisses. Elle contient 2 verres environ de sérosité jaunâtre, trouble, des flocons irréguliers en suspension dans le liquide ou déposés sur les faces de l'utérus et les parois.

L'utérus, volumineux, mesure 17 centimètres sur 11; son épaisseur près du fond est 7 centimètres. Au niveau de la sérotine les cotylédons sont peu saillants, ramollis, baignés et infiltrés de pus; sa cavité est également tapissée par un liquide purulent. Dans la partie correspondant à l'insertion placentaire, nous avons incisé un grand nombre de sinus, nous les avons trouvés presque tous oblitérés par des caillots fibrineux anciens, sans altération des parois veineuses. Le tissu propre est ferme, dur, a sa coloration normale; près de la trompe droite, dans l'épaisseur des parois, nous avons observé cinq petites cavités, libres, non limitées par des valvules, formées aux dépens du vaisseau légèrement dilaté en ce point, et contenant du pus jaunâtre, assez épais; la membrane interne est saine, sans injection, sans épaississement; les autres sinus ne nous ont présenté qu'un peu de sang liquide. Sur la face postérieure de l'utérus près du vagin, entre le tissu musculaire et la séreuse, on trouve une large plaque, un peu dure, sans aréole inflammatoire qui l'entoure, formée par le tissu cellulaire infiltré de pus épais; elle pénètre même le tissu utérin qui a une teinte louche dans la partie correspondante.

Le col est reformé; l'isthme laisse passer facilement un doigt; son tissu est dur, violacé, ne présente d'autre altération que sa couleur due à une infiltration sanguine consécutive à l'accouchement.

Dans le vagin déchirure de la muqueuse laissant à nu le tissu cellulaire sous-jacent, infiltré de sang. Rien dans les ovaires; les trompes sont dilatées, leur muqueuse est baignée par un liquide crémeux blanchâtre. Les veines utéro-ovariennes renferment un sang noir, qui donne, par l'imbibition, une teinte livide à la membrane interne de ces vaisseaux. Pas de pus dans les ligaments larges.

Le foie est ramolli, la rate est petite, presque diffluente. L'estomac contient une certaine quantité de bile verdâtre.

Coloration rougeâtre et consistance épaisse, sirupeuse du sang contenu dans le ventricule droit et dans l'artère pulmonaire.

Observation VIII.

Péritonite générale d'emblée, se localisant dans l'excavation, puis s'étendant de nouveau à toute la séreuse; mort; autopsie : pus dans le péritoine, les sinus utérins, les ovaires, les ligaments larges.

Hôpital Saint-Louis, salle Saint-Ferdinand, n° 20.

L. M....., veuve M....., âgée de 23 ans, parfumeuse, entre le 13 février dans le service de M. Hardy.

Réglée à 14 ans et demi, depuis menstruation régulière; première grossesse, dernières règles le 28 avril dernier.

Pendant les deux ou trois premiers mois envies de vomir le matin en descendant du lit, dans la journée en se mettant à table; œdème des membres inférieurs, varices de la saphène interne droite dans les deux derniers mois; pendant les cinquième, sixième et septième mois épistaxis presque quotidiennes, peu abondantes; cette femme en avait rarement avant d'être enceinte. Antérieurement à la grossesse elle portait quelques plaques de pityriasis versicolor entre les seins; dans les premières semaines l'affection parasitaire s'est étendue à la partie supérieure de la poitrine. Un peu de lait dans les seins.

Rupture spontanée des membranes le 13 février, à sept heures et demie du soir; les premières douleurs ne viennent qu'à minuit, le sommet se présente en O. I. D. P., le mouvement de rotation a lieu en arrière, l'occiput dans la concavité sacrée se dégage le premier à la vulve; elle accouche le 14, à onze heures du matin, d'une fille à terme. La fourchette est déchirée, la face interne des petites lèvres est le siége de larges et profondes éraillures.

A quatre heures, 76 pulsations, coliques utérines fréquentes assez douloureuses.

Le 15, après avoir eu dans la première moitié de la nuit quelques douleurs dans le bas-ventre, elle est prise à trois heures du matin de froid à la poitrine, le froid se généralise, en même temps sensation de chair de poule, trépidation musculaire, claquement de dents; ce frisson dure environ vingt-cinq minutes, la réaction s'établit facilement, la malade transpire et s'endort; mais elle est bientôt réveillée par des douleurs dans le bas-ventre, douleurs devenant plus vives par instants et s'étendant à tout l'abdomen.

Ce matin le pouls est petit, à 152, la peau chaude et moite; le thermomètre monte dans l'aisselle à 39°,6.

Le ventre est tendu, légèrement ballonné, la vessie fait saillie au-dessus du pubis, repoussant l'utérus à gauche et au delà de l'ombilic. De temps en temps douleurs spontanées à l'hypogastre, s'irradiant vers la région lombaire et dans tout l'abdomen; douleurs réveillées par les secousses des mouvements et de la toux; la pression de la paroi est partout également douloureuse. Les lochies coulent séro-sanguinolentes, un peu d'œdème des grandes lèvres et du périnée. Les seins développés contiennent du colostrum, elle n'allaite pas. La soif est vive; la respiration fréquente, à 30 par minute, la paroi abdominale ne se soulève pas dans l'inspiration. La face est grippée, comme revenue sur elle-même; la malade est immobile dans le décubitus dorsal, les jambes sont étendues.

30 sangsues; julep opium, 0,10; cathétérisme; injections camphrées.

A quatre heures, les douleurs sont moins vives, le pouls est à 136, le thermomètre à 38°,4 dans l'aisselle.

Le 16. Les douleurs calmées pendant quelques heures sont revenues cette nuit et ont troublé le sommeil. Le pouls est à 132, vif, bondissant; la peau chaude, à 39°,2.

Le ventre ballonné est moins tendu qu'hier; l'utérus est incliné à droite, à cinq travers de doigt au-dessus des pubis; la pression est très-douloureuse sur l'organe et en dehors au niveau des fosses iliaques; encore quelques élancements spontanés s'étendant du bas-ventre à tout l'abdomen. La miction est difficile, la malade n'urine que quand on la sonde; les lochies sont abondantes, séro-sanguinolentes; les plaies de la vulve présentent çà et là quelques points noirâtres; l'œdème est le même. La langue est humide, blanche, la soif vive; la respiration est descendue à 24. La face est pâle, contractée; les yeux sont caves; les veines sous-cutanées sont violacées et dilatées.

Même prescription, sauf 20 sangsues.

A quatre heures, le pouls monte à 120, le thermomètre à 39.

Le 17. La malade a un peu dormi, se trouve mieux depuis la deuxième application de sangsues ; le pouls est à 124, dur, la température axillaire à 38°,8.

Le ventre est ballonné, les anses intestinales sont légèrement saillantes. La pression est toujours douloureuse au niveau des fosses iliaques et sur l'utérus, surtout dans sa moitié droite ; quand elle remue, quand elle tousse, cette femme éprouve des douleurs vives dans le bas-ventre ; elle a toujours besoin d'être sondée. Les lochies coulent un peu moins ; œdème des grandes et petites lèvres et du périnée ; eschares molles, grisâtres à la commissure antérieure du périnée et à la face interne de la lèvre droite. Langue humide, sans enduit, soif modérée. La respiration est descendue à 22, la paroi abdominale se soulève dans l'inspiration, la face est pâle, moins abattue qu'hier.

Cataplasme laudanisé; bagnols, 150 gr. ; julep opium, 0,10.

On continue le pansement et les injections avec l'alcool camphré. C'est aujourd'hui jour de visite, elle a été fatiguée par les allées et venues, et contrariée de n'avoir pas vu les personnes qu'elle attendait. Ce soir, le pouls est à 140, la température axillaire à 39°,7. Les douleurs abdominales sont plus vives.

Onctions avec l'onguent napolitain.

Le 18. La péritonite s'est généralisée ; il n'y a pas eu un instant de repos pendant la nuit.

Le pouls est à 136, petit; la peau sèche et chaude (39°,8).

Le ventre est tendu, les anses intestinales sont saillantes, le météorisme empêche de limiter l'utérus. La paroi est douloureuse à la pression, dans toute son étendue, surtout au-dessous de l'ombilic ; les mouvements et la toux déterminent également de vives douleurs dans le ventre. De temps en temps élancements douloureux partant du bas-ventre et s'irradiant dans l'abdomen. Les lochies coulent peu, sont séreuses, sans odeur. La miction est facile depuis hier soir ; plaques vulvaires grisâtres, molles, entourées d'une auréole rouge.

Les seins sont affaissés, flétris. La langue est rouge et humide ; renvois et hoquet fréquents depuis hier soir ; nombreux vomissements aqueux avec dépôts verdâtres survenant dès que la malade boit ; constipation. La respiration est fréquente, à 32, le diaphragme ne se déprime plus dans l'inspiration. L'intelligence est conservée, la face est amaigrie ; le regard fixe ; les veines sous-cutanées sont dilatées, violacées, indolores. Immobilité dans le décubitus dorsal.

2 vésicatoires à la face interne des cuisses. Julep opium, 0,15, le reste *ut suprà*.

A quatre heures, muguet sur la langue, nombreux vomissements d'un vert plus foncé; le pouls atteint 150, la température 40°,2.

Le 19. Le ventre est très-ballonné; quelques élancements douloureux dans la région lombaire; même douleur dans les mouvements et la toux; la pression, peu douloureuse au-dessus de l'ombilic, l'est beaucoup plus dans la région utérine. Les lochies peu abondantes, séreuses, ont un peu d'odeur; eschares vulvaires noirâtres entourées d'une aréole inflammatoire. Le muguet s'étend dans la cavité buccale, les renvois sont fréquents, le hoquet persiste; les vomissements d'un vert porracé sont très-abondants, spontanés et provoqués, ils sont moins pénibles, moins douloureux; selles involontaires depuis le matin.

Le pouls est à 124, petit; la température axillaire à 39°,5; érythème vésiculeux sur la paroi abdominale; stomatite légère sans salivation, les vésicatoires ont bien pris. Les traits sont altérés, les yeux caves et cernés; la face est violacée, la peau a une teinte terreuse, les veines sous-cutanées sont moins saillantes. Oppression sternale, respiration à 34.

Même traitement, collutoire boraté, quart de lavement avec 10 gouttes de laudanum.

A quatre heures, 128 pulsations, 40°,3 au thermomètre; vomissements moins abondants; diarrhée involontaire abondante.

Le 20. Le pouls toujours fréquent monte à 132. La peau est chaude (39°,8). Les douleurs spontanées sont rares; la douleur est la même à la pression et dans les mouvements. Les lochies sont jaunâtres, muqueuses, sans odeur; les eschares vulvaires d'un gris noirâtre sont entourées d'un bourrelet induré douloureux; sur la paroi de l'abdomen quelques vésicules de l'éruption mercurielle se sont rompues laissant à découvert de petites ulcérations devenues grisâtres. La langue est humide, rouge, le hoquet rare; les vomissements sont revenus cette nuit; ils sont toujours d'un vert foncé; il y a eu également plusieurs selles involontaires; le muguet s'étend au pharynx, la stomatite est peu marquée. Oppression sternale, respiration à 36; la peau est terreuse, la face est jaunâtre, les lèvres sont violacées, les yeux sont enfoncés, fixes; un peu de délire loquace.

Mêmes prescriptions.

A quatre heures, le pouls conserve la même fréquence.

Le 21. Un peu de délire pendant la nuit. Il n'y a plus de douleurs spontanées. Les vomissements sont moins abondants; les selles diarrhéiques le sont beaucoup plus, elles sont brunâtres et fétides; le pouls est à 140, très-petit; la température à 39°,4.

Le 22. Même divagation et délire pendant la nuit. Le pouls est filiforme, très-fréquent (156 pulsations), la peau couverte d'une sueur froide, visqueuse, la température axillaire à 39°,8; les ongles et les lèvres sont violacées, les veines sous-cutanées noirâtres, affaissées.

Le ventre très-météorisé est moins tendu. La pression est un peu douloureuse au niveau de l'hypogastre; il n'y a pas d'autres douleurs. Les lochies coulent peu, sont séreuses, jaunâtres; même état des eschares vulvaires et de laparoi abdominale; deux autres eschares superficielles sur la fesse droite et sur le sacrum. La langue est humide, rouge; le muguet moins abondant sur la langue s'étend toujours au pharynx; pas de hoquet; quelques vomissements d'un vert porracé venant sans effort par simple régurgitation; selles involontaires noirâtres, nombreuses. La respiration est pénible, à 30; la face, très-amaigrie et cyanosée, a une teinte plombée. Un peu de divagation dans les idées, cependant elle répond bien quand on fixe son attention.

A quatre heures, le pouls est presque insensible; les vomissements cessent dans l'après-midi; la diarrhée est moins abondante; délire et mussitation pendant une partie de la nuit.

La mort arrive le 23, à cinq heures du matin.

L'*autopsie* est faite le 24, à dix heures.

A l'ouverture de la paroi abdominale, il s'écoule une assez grande quantité de liquide séro-purulent contenant des flocons de même nature. Nous trouvons une injection du tissu cellulaire sous-péritonéal tant sur les viscères que sur la paroi, injection plus vive avec ecchymoses sur l'épiploon et les intestins; la séreuse dépolie couverte d'un enduit poisseux; des fausses membranes jaunâtres, les unes enroulées en flocons, tenus en suspension dans le liquide, les autres plus larges, étalées sur le diaphragme, le foie, la rate, les intestins, le mésentère; les anses de l'intestin adhérentes entre elles par l'intermédiaire soit de l'enduit gommeux qui couvre la séreuse, soit de ces fausses membranes. L'excavation pelvienne est remplie de pus; des fausses membranes épaisses sont disséminées sur l'utérus et ses annexes, la face postérieure de la vessie et les parois; au-dessous de ces produits membraneux on trouve à peine des traces de l'injection primitive et seulement au voisinage des trompes.

L'utérus mesure 14 centimètres sur 11; il est ferme, dur, ses parois sont blanches. La face interne est tapissée par un mucus jaunâtre, épais. Le placenta est à la face postérieure près du fond ; il est recouvert par deux plaques irrégulières, d'un gris noirâtre, peu adhérentes. A ce niveau on ne trouve pas de pus, les sinus sont oblitérés par des caillots fibrineux, anciens, adhérents. Sur les parties latérales et inférieures de l'organe, la membrane interne des sinus présente une coloration rougeâtre, due probablement à l'imbibition ; la coloration existe sans épaississement, sans irrégularités ; elle ne va pas au delà de la paroi de la veine. Le long des bords et surtout à leur partie supérieure on trouve à droite et à gauche de nombreux sinus avec les altérations suivantes : dilatations ampullaires de la cavité sans traces de valvules; quelques-unes sont assez longues, elles sont remplies par des dépôts purulents ; le pus est épais, jaunâtre, non étalé en membrane ; on voit cependant quelques flocons purulents qui parcourent plusieurs canaux non dilatés. La membrane interne correspondante est normale : coloration blanche, surface polie et régulière, parois saines, non épaissies. Le col est violacé, sans infiltration purulente.

Les ovaires sont peu volumineux, ramollis, présentent de chaque côté une infiltration purulente du tissu de l'organe dans sa partie médullaire, près du bord inférieur, et de petits abcès du volume d'une grosse tête d'épingle au milieu des mailles de ce tissu. Dans l'ovaire gauche, petit foyer hémorrhagique, noirâtre, non enkysté. Pas de traces du corps jaune de la grossesse. Les trompes contiennent un liquide blanchâtre, laiteux. La membrane interne des veines utéro-ovariennes est d'un rouge livide ; cette coloration s'observe encore au delà du détroit supérieur ; les parois n'ont aucune autre altération. Ces veines contiennent des caillots récents, pas de traces de pus.

Infiltration purulente diffuse du tissu cellulaire des ligaments larges à divers degrés de développement ; ici elle est sous forme d'une plaque d'un jaune verdâtre, irrégulière, non limitée, contenant un liquide louche, le pus est infiltré ; là il est collectionné, on voit de petits abcès déposés au milieu du réseau cellulaire. L'infiltration est étendue, entoure les veines utérines à leur sortie de l'organe ; à ce niveau, près du col, nous avons trouvé un peu de pus tout à fait à la superficie de l'utérus, non dans les sinus, mais au milieu même des fibres musculaires. Rien dans les lymphatiques pelviens ; les ganglions lombaires sont sains.

Rougeur de la muqueuse de la fin de l'intestin grêle ; foie gras, volumineux ; rate ramollie, diffluente ; congestion hypostatique de la base des poumons encore perméables à l'air. Dans le cœur droit et l'artère pulmonaire le sang est liquide, d'une couleur sépia. Les veines, qui pendant la vie étaient violacées, saillantes, présentent après la mort une coloration rougeâtre bornée à leur membrane interne. Pas d'abcès métastatique.

Observation IX.

Fièvre puerpérale à marche insidieuse; mort.

Octavie F...., âgée de 22 ans, femme de ménage, est accouchée le 10 juin à onze heures et demie du soir à l'hôpital Saint-Louis.

Cette fille, ordinairement bien réglée, a vu pour la dernière fois le 15 septembre 1866; elle est primipare, a joui d'une assez bonne santé pendant cette grossesse; avait fréquemment pendant les cinquième et sixième mois des épistaxis assez abondantes.

Début du travail le 9 juin à cinq heures du soir, deux heures après la rupture spontanée de la poche des eaux; les douleurs sont expultrices le 10 à deux heures du matin; le sommet se présente en O. I. D. P. Le mouvement de rotation se fait en avant et ramène l'occiput derrière la symphyse pubienne; envies de vomir et vomissements bilieux dans l'après-midi. A onze heures et demie du soir elle accouche à huit mois et demi d'un garçon mort-né, non macéré, pesant 2,420 grammes. Le périnée est déchiré dans une étendue de 15 millimètres; la déchirure n'est pas réunie.

Elle est couchée au n° 14 de la salle Saint-Ferdinand, dans le service de M. Hardy.

Le 11. La nuit a été bonne, le pouls est à 88. Le ventre, légèrement ballonné, est dépressible. L'utérus dépasse les pubis de 8 à 9 centimètres; il est large, douloureux à la pression au niveau des angles; la douleur est nulle en dehors de l'utérus, à la hauteur des annexes. Coliques utérines suivies d'un écoulement vaginal plus abondant; les lochies sont sanglantes, contiennent quelques caillots. Les seins, légèrement développés, donnent quand on les presse un peu de colostrum. La langue est humide, rouge; céphalalgie frontale.

A quatre heures, le pouls monte à 100 pulsations par minute.

Le 12. Malaise général pendant la nuit qui s'est passée sans sommeil, la malade n'a eu cependant ni frisson, ni sensation de froid. Le pouls est à 108, petit, la peau chaude.

Le ventre est un peu plus ballonné, les anses intestinales dilatées font saillie sur la paroi; l'utérus, à 8 centimètres au-dessus des pubis, est douloureux à la pression le long des bords et au niveau des angles; quand elle remue, la malade éprouve quelques douleurs lombaires assez vives. Les lochies continuent séro-sanguinolentes, leur odeur est vive. Les lèvres de la plaie périnéale sont pâles; les seins sont dans le même état.

Langue rouge, légèrement humide; renvois. Céphalalgie frontale; les traits sont altérés, la face est plombée, les sclérotiques ont une teinte ictérique. Le foie mesure 15 centimètres de hauteur et est indolore à la palpation. La respiration est haletante, à 26.

Julep opium, 0,10; injections camphrées.

Le soir, 112 pulsations.

Le 13. La malade n'a pas dormi, le pouls conserve la même fréquence, est petit, régulier; la peau est chaude et sèche, le thermomètre marque dans l'aisselle 40°,1, cinq dixièmes de degré de plus qu'hier.

Le ventre est ballonné, tendu; les anses intestinales se dessinent à sa surface. L'utérus à 8 centimètres de la symphyse, est un peu douloureux sur les parties latérales. Douleurs lombaires et douleurs abdominales mal limitées, tantôt dans un point, tantôt dans un autre, spontanées et réveillées par les mouvements. Les lochies coulent peu; elles sont rougeâtres, fétides; œdème de la partie inférieure de la vulve, aspect grisâtre de la plaie périnéale. Au toucher, le col est en arrière déchiré aux deux commissures, reçoit la phalange unguéale de l'index. Le corps de l'utérus est volumineux, douloureux quand on le déplace; les culs-de-sac du vagin sont libres. La langue est rouge, sèche, fendillée, la soif vive; renvois et hoquet, une garde-robe hier. La respiration est à 28, haletante; la paroi abdominale ne se soulève pas dans l'inspiration.

La face paraît allongée, est amaigrie, sa teinte est terreuse; les sclérotiques sont toujours un peu jaunes. Assoupissement, la malade est dans le décubitus dorsal, répond bien mais lentement; pas de délire. Les pupilles sont contractées; on ne constate aucun trouble de la sensibilité ou de la motilité.

Mêmes prescriptions.

A quatre heures, le pouls est à 128; deux vomissements verdâtres dans la journée. L'assoupissement continue pendant une partie de la nuit, la connaissance est conservée jusqu'à la fin.

La mort arrive le 14 juin à huit heures du matin. L'autopsie n'a pu être faite.

Symptômes généraux graves, symptômes locaux peu marqués : tel est, en deux mots, l'aspect sous lequel l'affection puerpérale s'est montrée chez cette malade. A quelle époque convient-il d'en faire remonter le début ?

Les femmes sont quelquefois frappées par le poison puerpéral pendant la grossesse; dans ce cas, elles accouchent souvent avant terme après avoir présenté avant l'accouchement quelques symptômes, une diarrhée plus ou moins abondante, qui dénotent l'influence miasmatique. Chez notre malade rien de semblable, la santé a été très-bonne dans les derniers temps de la grossesse. L'accouchement prématuré doit être attribué à la mort du fœtus; quant à celle-ci, sa cause nous échappe complétement; à l'autopsie nous n'avons rien trouvé du côté soit du péritoine, soit des autres séreuses qui nous fasse croire qu'il ait subi l'influence du poison puerpéral.

Cette malade a vomi plusieurs fois dans la dernière période du travail, les vomissements ont cessé complétement après l'accouchement; aussi les attribuerai-je au travail lui-même qui a été long et pénible (trente heures de durée, l'enfant se présentant en deuxième position du sommet). Le début est donc postérieur à la délivrance. Dès le premier jour le ventre est ballonné, le pouls fréquent, la face altérée; localement il n'y a que quelques douleurs d'ailleurs fréquentes chez les femmes nouvellement accouchées. Le deuxième jour, le ballonnement augmente, l'intestin dilaté par des gaz fait déjà saillie sur la paroi, les lochies sont fétides seulement à partir de ce jour; les douleurs lombaires sont rares; la face a une teinte plombée, teinte spéciale difficile à décrire; son expression indique une intoxication profonde et grave de toute l'économie. La mort arrive à la fin du troisième jour.

Observation X.

Fièvre puerpérale à forme cérébrale ; mort.

Gitule J...., femme P...., âgée de 43 ans, menuisière, est accouchée le 12 juin à minuit, à l'hôpital Saint-Louis.

Menstruation régulière, trois grossesses antérieures terminées par des accouchements à terme dont les suites ont été normales. Enceinte pour la quatrième fois, elle a eu ses dernières règles le

20 août; sa santé pendant la grossesse a été assez bonne quoiqu'elle ait eu à souffrir de la faim, que sa misère fût profonde ; œdème des membres inférieurs pendant les trois derniers mois.

Elle entre à Saint-Louis le 9 juin et sort le 11 au matin, le travail ne s'étant pas déclaré ; pendant ce premier séjour, elle est restée dans la salle Saint-Ferdinand et n'est venue à la salle de travail pour se faire examiner que le 10 et le 11, après la visite du matin. Le 10, à onze heures et demie du soir, accouchait la malade dont nous venons de rapporter l'observation.

Prise des premières douleurs le 12 à midi, elle rentre dans la soirée et accouche à minuit d'un garçon à terme, se présentant en O. I. G. A. Elle est mise au n° 4 de la salle Saint-Ferdinand, dans le service de M. Hardy.

Le 13. Il n'y a pas eu de sommeil pendant la nuit ; la fréquence du pouls est modérée ; le ventre est souple; l'utérus dépasse la symphyse pubienne de 10 centimètres, il n'est sensible à la pression que le long des bords; quelques coliques utérines. Les lochies sont sanguinolentes, les seins peu développés ; la langue est humide, sans enduit. Amaigrissement général sans altération des traits.

Le soir, 88 pulsations.

Le 14. La nuit a été assez bonne; ce matin le pouls est à 96, petit, serré ; la température axillaire à 37°,6. Un peu de ballonnement du ventre, le fond de l'utérus est à 10 centimètres des pubis ; la pression est légèrement douloureuse au niveau du fond, des angles et des bords, coliques utérines suivies de l'expulsion de caillots. Les lochies coulent; pas de développement des seins. Langue humide, blanche, soif modérée, altération spéciale de la physionomie caractérisée par la fixité du regard et l'immobilité des traits.

Julep opium, 0,05.

A quatre heures, le pouls marque 110.

Le 15. Agitation légère pendant la nuit, la malade se couvre et se découvre sans cesse; le pouls est descendu à 92, il est petit, dur ; le thermomètre monte à 37°,8.

Ballonnement et tension légère du ventre, le fond de l'utérus est à 9 centimètres des pubis; absence complète de douleurs dans l'abdomen. Les lochies sont peu abondantes, sanguinolentes, sans odeur. Les seins ne sont pas gonflés, il n'y a pas de montée de lait; l'allaitement est défendu. La langue est humide et blanche ; une garde-robe ce matin après un lavement simple. Même fixité du regard, même altération des traits ; les pupilles sont dilatées, contractiles ; un peu de trouble dans les idées.

Onguent napolitain sur le ventre, julep opium 0,10.

Le soir, 108 pulsations.

Le 16. L'agitation est revenue cette nuit, le pouls conserve la même fréquence; la peau est chaude, à 38°,2.

Le ventre est tendu, tympanisé; les anses intestinales sont dilatées, les lochies sont séreuses, jaunâtres. La langue est humide, blanche à la base, rouge à la pointe, la soif est vive; une selle non diarrhéique ce matin.

Les traits sont toujours immobiles, la malade répond assez bien mais en paraissant sortir d'un rêve; pas de taches sur le ventre, l'auscultation et la percussion n'indiquent aucun changement dans le thorax; il n'y a pas de troubles de la sensibilité ou de la motilité.

Mêmes prescriptions.

Le 17. Insomnie, délire loquace et agitation pendant une grande partie de la nuit, la malade s'est levée. Le ventre est très-ballonné, tendu; la paroi est soulevée irrégulièrement par l'intestin; le météorisme empêche de limiter l'utérus; la pression et les mouvements ne provoquent aucune douleur. Les lochies coulent peu, sont séreuses, leur odeur est vive. Au toucher, le vagin est chaud, le col de l'utérus est en arrière, reçoit la première phalange de l'index, pas de douleur utérine, pas de tuméfaction péri-utérine.

La langue est humide, la malade a eu depuis hier trois selles diarrhéiques, le pouls est à 104, le thermomètre à 38°,6. La parole est brève, le regard fixe, la face amaigrie; les lèvres sont violacées, les pupilles contractées et mobiles.

Erythème vésiculeux sur la paroi abdominale, stomatite légère, l'onguent napolitain est supprimé.

Macération de quinquina, un pot; bordeaux, 125 grammes; injections camphrées.

A quatre heures, le pouls est à 116.

Le 18. L'état général est le même, 108 pulsations, 38°,4 dans l'aisselle.

Le 19. Assoupissement alternant avec de l'agitation, la malade a des hallucinations de la vue et de l'ouïe, elle parle seule, croit être chez elle, cherche la porte de sa chambre pour sortir. Le pouls est petit, dur, à 120; la peau sèche et chaude, à 39°.

Le ballonnement du ventre est considérable, la tension est également plus grande; les lochies sont peu abondantes, séreuses, jaunâtres, sans odeur. La langue est humide, rouge; pas de diarrhée depuis hier soir. La respiration est facile, à 24; les pupilles sont mobiles, contractées; assoupissement léger.

Même traitement.

Le 20. Alternatives d'assoupissement et d'agitation, même incohérence des idées, mêmes hallucinations de la vue et de l'ouïe; le pouls est à 132, filiforme; la peau est froide, couverte d'une sueur visqueuse, à 39°,8. Le ventre est toujours ballonné et indolore; érythème vésiculeux abondant sur la paroi abdominale; les lochies coulent très-peu, elles sont jaunâtres, muqueuses; les seins sont affaissés, revenus sur eux-mêmes. Langue humide, rouge, 2 selles diarrhéiques hier, 1 ce matin. La malade est assoupie, répond à peine; la face a une teinte plombée, les lèvres sont violacées. Absence de troubles du côté des voies respiratoires, du côté de la sensibilité ou de la motilité.

2 vésicatoires à la face interne des cuisses.

Le soir, le pouls monte à 144.

Le 21. Assoupissement pendant la nuit, sans agitation, sans délire. Ce matin, la petitesse du pouls est telle que l'on ne peut le compter, la peau est froide, la face est violacée, les extrémités sont cyanosées. Le ballonnement du ventre est extrême. Les anses intestinales sont toujours dilatées, saillantes. La langue est rouge, humide et froide; il y a eu plusieurs selles involontaires depuis hier.

La malade est plongée dans un état de somnolence dont on la tire avec peine; la sensibilité et la motilité persistent intactes; quelques râles sibilants près de la racine des bronches. Cet état continue dans la journée.

La mort arrive à neuf heures du soir; opposition est faite à l'autopsie.

L'effacement des symptômes locaux est encore plus accusé dans cette observation que dans la précédente. Le ballonnement et la tension du ventre augmentent progressivement et deviennent considérables, le pouls s'accélère, le thermomètre s'élève aussi graduellement. Pas de symptômes du côté du tube digestif autres qu'une diarrhée légère. Les lochies ont été fétides seulement les quatrième et cinquième jours de la maladie; on ne peut donc leur attribuer les accidents et regarder ceux-ci comme étant dus à une résorption putride. Je signalerai l'altération de la face et les troubles du côté du système nerveux; au début la malade a eu du délire loquace, de l'agitation, elle remue continuellement dans le lit, se lève, a des hallucinations de la vue et de l'ouïe; à cette agitation vient s'ajouter de l'assoupissement qui alterne d'abord avec elle et finit par la remplacer complétement avant la mort.

Observation XI.

Péritonite généralisée ; mort ; autopsie : pus dans le péritoine, dans les ovaires, dans les vaisseaux lymphatiques et dans les ligaments larges, injection des sinus utérins.

Constance A....., femme T....., âgée de 22 ans, couturière, est accouchée pour la troisième fois le 5 juillet à cinq heures du soir.

Réglée à 13 ans et demi, depuis règles régulières ; deux grossesses antérieures terminées par des accouchements à terme et suivies de couches normales. Elle a vu pour la dernière fois le 25 septembre 1866, s'est bien portée pendant la grossesse ; pas de troubles digestifs, œdème des membres inférieurs seulement le soir et dans les derniers mois.

Elle entre dans le service de M. Hardy, le 3 juillet, est prise le 4 à huit heures du soir des premières douleurs, le sommet se présente en O. I. G. A., la tête un peu défléchie reste longtemps au détroit supérieur ; le 5 à trois heures du soir la poche des eaux se rompt pendant une contraction utérine ; elle accouche à cinq heures d'un enfant à terme pesant 3,680 grammes. Perte de sang assez abondante immédiatement après la délivrance.

Elle est mise au n° 20 de la salle Saint-Ferdinand, à l'hôpital Saint-Louis.

Le 6 l'utérus est sensible à la pression au niveau des angles ; la malade éprouve de temps en temps des coliques utérines suivies d'un écoulement lochial plus abondant.

Le 7. Tout le corps de l'utérus est douloureux à la pression, mais la douleur est plus vive au niveau des angles, les coliques continuent, les lochies sont rougeâtres, épaisses, ont un peu d'odeur.

Le 8. Hier soir à huit heures, refroidissement commençant aux membres inférieurs et se généralisant, avec horripilation et frissons parcourant la peau et déterminant un malaise général. Incomplétement réchauffée la malade conserve cette sensation de froid une partie de la nuit et se plaint en même temps de douleurs abdominales qui empêchent le sommeil.

Le pouls est à 108, large, la peau chaude. Le ventre légèrement développé est souple, dépressible ; l'utérus dépasse la symphyse de 8 centimètres ; il est très-douloureux à la pression surtout le long des bords ; les mouvements et la toux déterminent dans le bas-ventre une vive douleur. Les lochies continuent abondantes, rougeâtres, muqueuses, leur odeur est vive. Les seins sont modérément gonflés; la langue est humide, blanche, la soif est vive; la face est légèrement contractée.

20 sangsues; julep opium, 0,10.

A quatre heures, le pouls est à 112, les douleurs utérines sont moins vives depuis l'application des sangsues.

Le 9. La malade a peu dormi, le pouls conserve la même fréquence. Le ventre est ballonné, la douleur persiste à la pression et dans les mouvements. Les lochies sont abondantes, contiennent des débris de caillots noirâtres. Les seins sont un peu moins développés; elle reprend l'allaitement qu'elle avait suspendu hier. La langue est humide, blanche. Les traits sont tirés, la face conserve une expression de souffrance.

Onguent napolitain sur le ventre; julep opium, 0,10.

Le soir, le pouls monte à 120.

Le 10. Aggravation progressive des symptômes. Le pouls est petit, à 124; la peau chaude.

Le ventre est ballonné, sa tension empêche de limiter l'utérus, la pression est douloureuse au niveau de l'épigastre et dans la région sous-ombilicale principalement en avant des fosses iliaques. Douleurs spontanées dans les fosses iliaques s'étendant par intervalles à tout l'abdomen, elles sont réveillées par les mouvements et arrachent des plaintes à la malade. La respiration est à 32, le diaphragme ne se déprime pas dans l'inspiration.

Les lochies sont brunâtres, fétides, elles contiennent des débris de caillots; l'allaitement est défendu; langue humide et rouge; soif vive, envies de vomir. Altération des traits, la face est comme revenue sur elle-même, sa teinte est terreuse. Au toucher vaginal, tout mouvement imprimé au corps est très-douloureux, le doigt éprouve une sensation de tension, d'empâtement dans les culs-de-sac latéraux.

Même prescription; julep opium, 0,15.

Le 11. Assoupissement pendant toute la nuit, le pouls monte à 132, la peau est sèche et chaude.

Ballonnement et tension considérables du ventre, les anses intestinales sont dilatées. La pression est douloureuse dans toute l'étendue de la paroi, surtout au-dessous de l'ombilic; des flancs et du bas-ventre partent de temps en temps des douleurs vives sous forme d'élancements s'étendant à tout l'abdomen. Les lochies coulent, elles sont moins fétides, contiennent des lambeaux pseudo-membraneux noirâtres. Rien à la vulve, ni à l'entrée du vagin. Les seins sont ramollis, moins développés, le lait est aqueux. La langue est rouge et sèche ; depuis hier soir vomissements abondants, spontanés et provoqués, laissant déposer un mucus verdâtre, plusieurs selles diarrhéiques brunâtres, involontaires.

La face est amaigrie ; les traits sont tirés, les yeux caves et cernés. La respiration est à 38, la malade éprouve une sensation de pesanteur sur le sternum ; l'intelligence est intacte.

Mêmes prescriptions, 2 larges vésicatoires à la face interne des cuisses.

Le 12. L'assoupissement continue, plus marqué pendant la nuit ; le pouls monte à 140, est filiforme ; la peau est froide ; les extrémités sont violacées.

Ballonnement et tension considérables de l'abdomen ; distension très-marquée des anses intestinales ; pas de douleurs, soit spontanées, soit provoquées, depuis hier soir. Les lochies coulent peu, sont noirâtres, sans odeur. La langue est rouge et sèche ; les vomissements sont incessants, d'un vert foncé, porracés ; selles involontaires peu abondantes. La respiration est à 36.

L'intelligence est intacte ; la face a une teinte terreuse légèrement cyanotique ; les vomissements continuent jusqu'à deux heures.

A quatre heures la malade expire, conservant son intelligence jusqu'à la fin.

L'*autopsie* est faite le 13 juillet, dans l'après-midi.

Vascularisation du tissu cellulaire sous-péritonéal, plus intense sur l'intestin, l'épiploon et la paroi au niveau des flancs. La séreuse est couverte d'un enduit visqueux ; dans l'excavation elle est épaissie, blanchâtre. Les anses de l'intestin, très-dilatées, se correspondent par des surfaces planes, mollement adhérentes entre elles. On trouve le long du mésentère un peu de liquide séro-purulent, sur la rate et sur la face convexe du foie quelques fausses membranes. La cavité alvo-pelvienne est remplie de pus, contenant en suspension des flocons purulents. Pseudo-membranes épaisses appliquées sur l'utérus et les ovaires.

L'utérus mesure 13 centimètres sur 10. Sa face interne est tapissée par une bouillie sanguinolente ; l'insertion placentaire est à la partie supérieure et antérieure rapprochée de la trompe droite ; les cotylédons sont assez fermes, en les incisant on trouve les sinus oblitérés par des caillots fibrineux. La membrane interne des sinus des parties latérales et inférieures de l'organe a une coloration rougeâtre, livide, qui ne s'enlève pas par le lavage, sans autre altération de la paroi. Nous n'avons trouvé de pus en aucun point des sinus, malgré de minutieuses recherches et quel que soit le point où nous les ayons examinés.

A la face postérieure de l'utérus, près du ligament de l'ovaire droit, existe sous la séreuse une collection purulente, remplissant une petite cavité formée aux dépens du tissu utérin, mais ne communiquant pas avec un vaisseau.

On trouve dans le ligament large droit, près de l'utérus, une infiltration jaunâtre, purulente, peu étendue, dans le tissu cellulaire.

Les ovaires sont peu volumineux; ils contiennent dans leur couche corticale de petites vésicules transparentes et dans leur partie médullaire, au voisinage du hile, plusieurs petits abcès siégeant dans le tissu même de l'organe. La muqueuse des trompes est légèrement injectée.

Dans les veines utéro-ovariennes le sang est d'un rouge foncé. Les parois n'ont d'autre altération qu'une coloration rougeâtre de la membrane interne.

Les ganglions lombaires sont volumineux, injectés; ils reçoivent des vaisseaux lymphatiques que l'on peut suivre jusque sur les bords de l'utérus; vaisseaux dilatés, variqueux, gros, contenant un liquide blanchâtre, purulent, sans altération des parois.

Rien dans les autres organes.

Observation XII.

Péritonite partielle à marche insidieuse; extension de l'inflammation à toute la séreuse; mort.

Caroline L....., âgée de 28 ans, couturière, entre le 3 septembre à l'hôpital Saint-Louis.

Règles régulières; les dernières sont venues au commencement de janvier 1867. Cette fille, primipare, s'est bien portée pendant sa grossesse; œdème des membres inférieurs du troisième mois à la fin; varices de la veine saphène interne droite.

Le 3 septembre, à six heures du matin, se montrent les premières douleurs. Une première poche des eaux est rompue à deux heures et demie du soir; à trois heures elle accouche d'une fille se présentant par le sommet. Quinze minutes après, rupture d'une deuxième poche des eaux, suivie de l'expulsion rapide d'un garçon se présentant aussi par le sommet. La délivrance a été régulière; pas d'hémorrhagie utérine.

Elle est couchée au n° 22 de la salle Saint-Ferdinand, dans le service de M. Hardy.

Le 4. L'utérus est indolore; la malade éprouve de temps en temps des tranchées utérines vives.

Le 5. Les coliques utérines continuent, mais moins douloureuses.

Le 6. Le pouls est à 90. L'utérus est douloureux à la pression au niveau de l'angle droit; les seins sont un peu gonflés.

A cinq heures, refroidissement commençant aux membres inférieurs et se généralisant, frissons parcourant la peau. En même temps malaise général; la malade, pelotonnée sur elle-même, est dans un état d'anxiété très-grande et conserve cette sensation de froid pendant plus d'une heure, quoi que l'on fasse pour la réchauffer; elle éprouve pendant et après ce frisson de légères douleurs dans le bas-ventre dans les mouvements et la toux.

Le 7. Un peu de sommeil; le pouls est à 104; la peau chaude; le ventre est légèrement ballonné; l'utérus dépasse les pubis de 9 centimètres. La pression est douloureuse au niveau de l'angle et du bord droit de l'organe et à la partie interne de la fosse iliaque du même côté. Les lochies sont peu abondantes, séro-sanguinolentes, sans odeur. La langue est humide, rouge; constipation. Un peu de loquacité et d'altération des traits.

Julep opium, 0 gr. 05; lavement salé; cataplasme abdominal.

Le 8. Le pouls est descendu à 96, le ventre est moins souple, la paroi est soulevée par l'intestin dilaté; la douleur est la même à la pression; deux garde-robes après le lavement d'hier. La face est pâle, les traits sont tirés, les yeux sont caves.

Le 9. La malade est assoupie, elle conserve toujours le pouls fréquent; le ventre est plus ballonné et plus tendu; l'utérus à 8 centimètres des pubis est douloureux seulement à la pression et dans la moitié droite. Les lochies sont peu abondantes, purulentes.

Les seins sont moins développés, l'allaitement est défendu; deux selles diarrhéiques depuis hier. La face est amaigrie, tirée. Elle parle beaucoup, se trouve bien, veut se lever.

Eau-de-vie 100 grammes dans 125 grammes d'eau sucrée; vésicatoire sur la moitié droite de l'hypogastre.

Le 10. Insomnie et agitation pendant la nuit; le pouls monte à 112, est dur et serré; la peau est chaude. Le vésicatoire a bien pris. La pression et les mouvements ne déterminent aucune douleur dans le ventre. Il y a eu cinq selles diarrhéiques depuis hier. Même loquacité et altération des traits.

Eau-de-vie 100 grammes dans eau sucrée 125 grammes; bordeaux 125 grammes.

Julep opium 0,05 et tannin 0,60.

Le 11. La peau est sèche et chaude, le pouls est à 110. La tension et le ballonnement du ventre sont plus accusés et empêchent de limiter l'utérus. Même absence de douleurs dans le ventre. Les lochies coulent peu, sont purulentes; quatre selles diarrhéiques involontaires depuis hier.

Mêmes prescriptions.

Le 12. Somnolence alternant avec de l'agitation depuis le 11 au matin. Le pouls donne 120 pulsations par minute. Le ventre est tympanisé, tendu, les anses intestinales sont dilatées, saillantes. Les seins sont affaissés, le liquide qu'ils contiennent est épais et incolore. La langue est sèche et rouge, la soif vive; même diarrhée involontaire. La face est pâle, amaigrie, tirée; les yeux sont caves, les pupilles sont contractées, mobiles. Pas de troubles de la sensibilité ou de la motilité; la malade répond bien quand on l'interpelle.

A quatre heures, 120 pulsations, mêmes alternatives d'assoupissement et d'agitation.

Le 13. Son état est plus grave. Elle s'est levée cette nuit et a été prise peu après, vers une heure du matin, d'un frisson très-fort avec claquement de dents et tremblement des membres qui a duré quarante minutes environ. En même temps, elle éprouve des douleurs très-vives dans le bas-ventre.

Ce matin, le pouls est filiforme, à 140; la peau sèche et chaude; le ventre est météorisé, tendu; les anses intestinales sont très-dilatées. La pression est douloureuse dans toute l'étendue de la paroi surtout à l'épigastre et à l'hypogastre. Les douleurs se réveillent sous l'influence des mouvements et de la toux, et parfois s'étendent à tout l'abdomen sous forme d'élancements. Les lochies coulent peu, sont séreuses, sans odeur. La langue est rouge, légèrement humide; envies de vomir, elle a vomi après avoir pris du vin et du bouillon, elle ne conserve que l'eau-de-vie. La diarrhée est modérée.

La face, toujours pâle, se contracte, se grippe pendant la durée des douleurs; les yeux sont caves et cernés. La respiration est à 34, le diaphragme ne se déprime pas dans l'inspiration.

Mêmes prescriptions.

A quatre heures, le pouls est à 152; la malade vomit dès qu'elle prend quelque chose, les vomissements sont verdâtres.

Le 14. Le pouls est insensible; la peau est froide; les extrémités sont cyanosées. Le ballonnement du ventre est considérable, sa tension est moindre. Encore quelques douleurs à la pression au niveau de l'épigastre et de la région sous-ombilicale. Les lochies sont nulles. La langue est humide, rouge, froide; envies de vomir et vomissements faciles, sans effort, d'un vert foncé, provoqués et spontanés; diarrhée involontaire modérée. La face est violacée, les yeux sont enfoncés dans l'orbite et entourés d'un cercle noir. La malade est assoupie et parle difficilement.

Les vomissements cessent dans la journée; la mort arrive à sept heures du soir. L'autopsie n'a pu être faite.

Chez cette malade encore, les accidents ont suivi une marche insidieuse, les symptômes locaux ont été peu marqués, dominés qu'ils étaient par les symptômes généraux. Après un léger frisson survenant au début du quatrième jour, elle accuse dans la moitié droite de l'utérus et la partie voisine de la fosse iliaque interne, une douleur modérée qui cède à l'application d'un vésicatoire. Mais le pouls s'accélère, les traits s'altèrent, quelques symptômes cérébraux, de l'agitation avec loquacité, puis de l'assoupissement se déclarent; au huitième jour, la péritonite se généralise et enlève rapidement la malade.

Observation XIII.

Fièvre puerpérale; pas de symptômes locaux; mort.

Anne C....., femme B....., âgée de 34 ans, confectionneuse de vêtements, entre à l'hôpital Saint-Louis, dans la soirée du 16 octobre.

D'une bonne santé habituelle, réglée régulièrement, cette femme a déjà eu trois grossesses; la première s'est terminée à terme par une application de forceps; la deuxième, à sept mois; la troisième, à terme, l'enfant était mort-né. Enceinte pour la quatrième fois, elle a vu ses dernières règles du 1er au 12 mars 1867; s'est bien portée pendant la grossesse; pas de troubles digestifs, œdème des malléoles dans les trois dernières semaines.

Dans la nuit du 14 au 15 octobre, elle est prise d'un écoulement de sang par le vagin, l'hémorrhagie peu abondante continue pendant la nuit et pendant la journée du 15, sans douleurs; le sang rendu est rouge, non coagulé. Dans la nuit du 15 au 16, l'hémorrhagie devient plus abondante.

A son entrée, le 16 : la face est pâle, les lèvres sont décolorées, la soif est vive ; de temps en temps frissons cutanés, envies de vomir, vomissements.

Le ventre est peu développé, l'utérus dépasse l'ombilic de deux travers de doigt; la tête est au niveau de la symphyse. Au toucher, on trouve le vagin rempli de caillots, le col effacé. Le doigt pénètre dans l'orifice, arrive sur une masse molle, spongieuse, et rencontre çà et là des tractus résistants. Cette masse remplit le segment inférieur de l'utérus; adhérente en arrière et à gauche, elle laisse en avant et à droite passer le doigt entre elle et la face interne de l'utérus. Le toucher provoque un nouvel écoulement de sang; le pouls est à 116, petit.

Tamponnement; bordeaux, 250 grammes; glace.

Plusieurs alèzes repliées sur elles-mêmes sont appliquées sur le ventre et maintenues avec un bandage de corps.

Le 17. Le pouls est à 128; la peau moite, modérément chaude. Le ventre n'est pas plus développé, l'utérus est indolore, on entend à gauche de la ligne blanche les bruits du cœur fœtal à 132; sensation de douleurs et de pesanteur sur le sternum. La malade vomit tout ce qu'elle prend, sauf le bouillon glacé. Le cathétérisme est souvent répété dans la journée; un lavement simple est suivi de garde-robes peu abondantes.

A dix heures du soir, apparition des premières douleurs. Le 18, à deux heures du matin, elles deviennent expultrices. A quatre heures, accouchement spontané d'une fille vivante, à sept mois environ. Le tampon chassé par les contractions utérines est suivi immédiatement de l'expulsion du fœtus. Dix minutes après, la délivrance est faite, facilitée par des tractions modérées sur le cordon, l'utérus revient sur lui-même; cette femme a perdu très peu de sang, soit pendant, soit après l'accouchement.

A neuf heures, le pouls est à 120, petit, dur; le ventre est souple, l'utérus est sensible à la pression, il dépasse la symphyse de 7 centimètres. La langue est humide, pâle, la soif vive; pas de vomissements depuis l'accouchement; la face est décolorée, sans altération des traits.

Glace; bordeaux, 500 grammes; bouillon froid; injections camphrées; plusieurs couches de collodion sont appliquées sur l'abdomen.

A quatre heures, le pouls monte à 132.

Le 19. La nuit a été assez bonne; le pouls est à 120, dur; la peau est chaude. Le ventre est rétracté par le collodion; l'utérus est toujours sensible à la pression; les lochies sont peu abondantes, séro-sanguinolentes; la langue est humide, la soif vive. Elle n'urine que lorsqu'elle est sondée.

De trois à quatre heures, frisson très-fort, commençant par une sensation de froid localisée aux membres inférieurs, bientôt généralisée, avec claquement de dents et tremblement des membres. Après une heure de durée, la réaction s'établit; la malade s'endort et transpire abondamment.

Le 20. Ce matin, de huit heures à huit heures trente-cinq, nouveau frisson moins intense que celui d'hier, la réaction s'établit aussi plus facilement. Le pouls est filiforme, à 160; la peau est très-chaude; l'utérus est à peine sensible à la pression, son fond est à 6 centimètres des pubis. Les lochies coulent, elles sont rougeâtres, ont un peu d'odeur; les seins sont moins développés.

La langue est humide, décolorée; la soif très-vive, les renvois fréquents. La miction est facile depuis hier soir; la face est pâle, a un reflet livide, les yeux sont cernés, la respiration monte à 36.

Eau-de-vie 200 gr., eau 200 gr., sirop 50 gr.; Bordeaux, 500 gr.; glace.

On retire le collodion, onctions avec l'onguent napolitain.

A quatre heures, 136 pulsations; julep opium, 0 gr. 10 et sulfate de quinine, 1 gr.

De huit heures un quart à neuf heures. Troisième frisson, très-fort; chaleur et sueurs abondantes pendant toute la nuit; pas de douleurs abdominales.

Le 21. La malade a dormi une partie de la nuit; ce matin, le pouls est à 126, la peau chaude. Le ventre est souple, un peu développé; l'utérus est toujours à 6 centimètres de la symphyse; il n'y a pas de douleurs dans le ventre, soit spontanées, soit à la pression. Les lochies sont noirâtres, sans odeur; elles coulent peu. La langue est humide, la soif vive; 2 selles noirâtres, abondantes et involontaires ce matin.

La face est pâle, les lèvres sont décolorées, les yeux caves; elle se dit mieux; céphalalgie, demi-surdité, bruits et bourdonnements d'oreille, parfois un peu d'agitation, de loquacité. La respiration est à 28, la paroi abdominale ne se soulève pas dans l'inspiration.

Eau-de-vie 100 gr., eau 100 gr., sirop 50 gr.; Bordeaux, 500 gr.; glace, etc.

Julep opium, 0 gr. 10 et sulfate de quinine, 1 gr. 50.

Le 22. Agitation et insomnie pendant une partie de la nuit; le pouls est petit, à 140; la peau sèche et chaude. Le ventre est plus développé, un peu tendu; même état de l'utérus, même absence de douleurs. Les seins sont flétris ; la langue est sèche, couverte de fuliginosités noirâtres, ainsi que les dents et les lèvres ; la soif est vive ; renvois fréquents ; selles diarrhéiques noirâtres, fétides ; la respiration est à 30, sensation de pesanteur sternale ; rougeur érythémateuse de la paroi abdominale, surdité légère, quelques bourdonnements d'oreille ; la face a une teinte cyanotique, les yeux sont enfoncés et cernés ; la prostration est incomplète ; l'intelligence est conservée.

Onguent napolitain ; Bordeaux, 500 gr. ; julep opium, 0 gr. 15 ; glace, etc.

Le 23. La malade est dans un état de somnolence continuelle depuis hier matin ; le pouls est petit, monte à 144 ; la chaleur de la peau est la même. Le ventre est très-tendu, très-ballonné uniformément ; on ne peut limiter l'utérus ; il n'y a toujours pas de douleurs dans l'abdomen. Les lochies sont très-peu abondantes, noirâtres, sans odeur.

La langue est dans le même état, sèche, fendillée ; la soif vive, les renvois fréquents ; plusieurs vomissements après avoir bu ; 2 selles diarrhéiques, fétides depuis hier matin. La malade répond aux questions, mais paraît indifférente à ce qui l'entoure ; la face a une teinte plombée, livide ; les pupilles sont contractées et mobiles ; surdité légère, érythème hydrargyrique de la peau du ventre.

Extrait mou de quinquina, 2 gr. ; onguent napolitain ; Bordeaux, 500 gr.

A quatre heures les vomissements continuent, le pouls est à 148.

Le 24. Le pouls est filiforme à 134 ; même somnolence ; le ventre est également dans le même état ; les lochies coulent à peine ; les renvois sont fréquents ; vomissements verdâtres, spontanés et provoqués ; 1 selle diarrhéique depuis hier.

La face a une teinte livide, les narines sont pulvérulentes, les yeux enfoncés dans l'orbite et cernés, les pupilles mobiles et contractées ; l'intelligence est entière.

La somnolence continue dans la journée, le ventre est moins tendu, les vomissements cessent dans la soirée. Pas de délire pendant la nuit.

Elle meurt le 25, à huit heures du matin ; l'autopsie n'a pu être faite.

Les symptômes que cette femme a présentés pendant le travail sont-ils dus à la péritonite ou à l'hémorrhagie consécutive à l'insertion vicieuse du placenta? Le pouls était petit et fréquent, variait de 116 à 130, les téguments étaient pâles, la peau était le siége de frissons irréguliers, la malade vomissait abondamment, avait une sensation d'oppression sternale; mais, d'un autre côté, avant l'accouchement comme dans les deux premiers jours qui l'ont suivi, il n'y a pas eu d'altération des traits, les douleurs sont presque nulles, les vomissements disparaissent pour ne revenir que plus tard, après le développement des accidents péritonéaux. Ainsi ces premiers symptômes doivent être rapportés à l'hémorrhagie ellemême.

Observation XIV.

Péritonite pelvienne enkystée, se généralisant par poussées multiples; mort; autopsie : pus dans le péritoine, la cavité utérine et les sinus utérins, dans les ovaires et le tissu cellulaire des ligaments larges.

Alexandrine C..., âgée de 18 ans, couturière, entrée le 1er novembre à l'hôpital Saint-Louis, est couchée dans le service de M. Hardy, au nº 12 de la salle Saint-Ferdinand.

Cette fille, d'une assez bonne santé habituelle, réglée régulièrement, primipare, a vu ses règles pour la dernière fois le 12 février. Elle s'est bien portée pendant la grossesse.

Prise des premières douleurs le 1er nov. à trois heures du soir, elle accouche, neuf heures après, d'une fille venue à 8 mois et demi, se présentant par le sommet. Dans la dernière heure du travail, elle a eu plusieurs vomissements bilieux spontanés.

Le 2. Le pouls est à 72, le ventre souple; l'utérus dépasse les pubis de 11 centimètres; il se contracte sous la main qui l'examine; les coliques utérines sont fréquentes et douloureuses. Son enfant meurt dans la journée.

Le 3. 68 pulsations; l'utérus n'est plus qu'à 10 centimètres des pubis, il est à peine sensible à la pression; les seins sont un peu gonflés.

Vers minuit, après quelques heures d'insomnie et de malaise, elle est prise d'un refroidissement intense avec horripilations, trépidation musculaire et claquement de dents; la sensation de froid dure plus d'une heure et s'accompagne de douleurs vives dans l'abdomen. La réaction finit par s'établir, la malade s'endort; sueurs abondantes pendant le sommeil.

Le 4. Le pouls est à 132, dur; la peau sèche et chaude; le thermomètre monte dans l'aisselle à 40°8. Le ventre est tendu, non ballonné; douleurs spontanées au niveau de la symphyse pubienne et des plis inguinaux s'étendant par intervalles à tout l'abdomen; les mouvements et la toux déterminent des douleurs dans le bas-ventre; la pression de la paroi est très-douloureuse dans toute la région sous-ombilicale, la sensibilité est telle que l'on ne peut limiter l'utérus. Les lochies sont sanguinolentes, un peu épaisses; la partie axillaire des glandes mammaires est développée; la langue est humide, rouge; la soif vive. La face se grippe pendant la durée des douleurs; en dehors d'elles, il n'y a pas d'altération des traits.

Cataplasme abdominal laudanisé; julep opium, 0,05; injections camphrées.

A quatre heures, le pouls est à 136.

Le 5. La nuit a été assez bonne, le pouls est descendu à 124, le thermomètre à 39°,6. Le ventre, plus développé qu'hier, est moins tendu, dépressible; l'utérus, à 8 centimètres des pubis, est douloureux à la pression, surtout dans sa moitié droite; les mouvements et la toux réveillent encore quelques douleurs à l'hypogastre et dans le pli inguinal droit. Les lochies sont noirâtres, leur odeur est vive, désagréable; les seins sont dans le même état; langue humide, 7 à 8 selles diarrhéiques noirâtres, fétides pendant la nuit; la face est pâle, blanche, non altérée.

Mêmes prescriptions; julep opium, 0,15.

A cinq heures, le pouls monte à 140, le thermomètre à 41°,2; la pression est douloureuse au niveau du rebord des fausses côtes droites; renvois et envies de vomir; 4 selles dans la journée; la respiration est haletante à 38.

Glace; opium, 0 gr. 10 en 4 pilules.

A dix heures, quelques minutes après avoir pris une injection, elle éprouve sur la poitrine une sensation de froid qui se répand bientôt sur tout le corps et s'accompagne de claquement de dents, de tremblement du tronc et des membres se transmettant au lit; cet état de malaise dure près de quarante-cinq minutes, les traits sont altérés, les douleurs abdominales ne sont pas plus vives.

Agitation légère jusqu'à minuit, sommeil paisible et sueurs abondantes dans la deuxième moitié de la nuit.

Le 6. Le pouls est à 136, le thermomètre à 41°; le ventre est uniformément ballonné; l'utérus douloureux à la pression dans sa moitié droite. Les lochies sont noirâtres, fétides. La respiration est fréquente à 32; on ne détermine plus de douleurs en pressant le rebord des fausses côtes. Les pupilles sont dilatées; la face est pâle, amaigrie; les traits sont tirés.

Glace; julep opium, 0,25; bordeaux, 250.

A quatre heures, le pouls est à 144; les pupilles sont contractées, mobiles. A dix heures, 140 pulsations; l'état est le même.

Le 7. Alternatives d'agitation et de somnolence pendant la nuit; 140 pulsations; chaleur vive de la peau (40°6). Le ventre est tympanisé, tendu; la douleur utérine est la même. Les lochies coulent peu; depuis ce matin, elles sont purulentes, jaunâtres, n'ont pas d'odeur. Les seins sont ramollis. La langue est humide; renvois; un peu de diarrhée pendant la nuit. La respiration monte à 38. La malade se trouve mieux et demande à manger.

Le 8. Son état est plus grave depuis trois heures du matin; elle a été très agitée, a parlé seule, s'est levée. Ce matin le pouls est petit, à 148; la peau est sèche et chaude (40°7). Le ballonnement et la tension du ventre augmentent et empêchent de limiter l'utérus; l'hypogastre est toujours douloureux dans sa moitié droite; les lochies continuent à couler.

La langue est sèche, couverte de fuliginosités; la soif insatiable. Envies de vomir fréquentes, trois à quatre vomissements spontanés, abondants, porracés. La diarrhée persiste. La respiration est à 34; on ne trouve rien d'anormal à l'auscultation et à la percussion. La face est amaigrie, sa teinte est terreuse; les lèvres sont violacées, les yeux caves et cernés.

Dans la journée, les vomissements bilieux sont fréquents, spontanés et provoqués.

Le 9. L'agitation continue depuis hier matin; malgré le délire loquace, les réponses sont précises. Le pouls est très-petit, ne peut être compté. Les douleurs abdominales ont disparu; le ballonnement et la tension du ventre sont les mêmes. Les lochies sont jaunâtres, purulentes, moins abondantes. La langue est sèche, fendillée; la soif vive; le hoquet rare. Les vomissements sont fréquents, verdâtres; ils viennent sans effort. Une selle en diarrhée depuis hier.

La respiration est très-fréquente à 40. La face est cadavérique; les lèvres et les pommettes sont cyanosées; les yeux enfoncés et bordés d'un cercle noir. Les vomissements continuent dans la journée, sont toujours faciles. La mort arrive à cinq heures et demie du soir.

L'autopsie est faite le 11, à dix heures du matin.

La paroi abdominale incisée, on trouve les anses de l'intestin dilatées, mollement adhérentes entre elles et à la paroi; le long du côlon ascendant, à la face inférieure du diaphragme et du foie, quelques fausses membranes jaunâtres, infiltrées de pus. La séreuse est d'un blanc terne, sans traces d'injection ; elle est couverte d'un enduit visqueux. L'épiploon est rouge, infiltré de pus à sa partie inférieure.

Dans la partie droite de l'excavation, on trouve une cavité limitée en haut par l'épiploon et deux anses de l'intestin adhérentes entre elles et à la paroi, en bas par les parois mêmes de l'excavation alvo-pelvienne et par des fausses membranes très-épaisses étendues de ces parois à l'utérus. Dans cette cavité, on rencontre les deux tiers de la face antérieure et du bord supérieur de l'utérus, la moitié de sa face postérieure, et la partie correspondante du cul-de-sac recto-utérin ; elle est remplie par un liquide purulent tenant en suspension des flocons épais et des débris de fausses membranes. Ces fausses membranes sont nombreuses sur la face antérieure de l'utérus ; elles y adhèrent mollement.

L'utérus est volumineux, mesure 17 centimètres sur 12. Son tissu propre a sa coloration normale, mais a perdu sa densité habituelle ; il est mou et se laisse déchirer facilement. Çà et là on trouve à la face interne des pseudo-membranes grisâtres, irrégulières, peu adhérentes. L'insertion placentaire est à la partie postérieure plus rapprochée du fond que du col ; les cotylédons sont peu saillants, irréguliers, baignés par une matière grisâtre, purulente. A ce niveau, les sinus sont oblitérés par des caillots fibrineux. Près de la corne gauche et le long du bord droit, surtout à sa partie supérieure et à sa partie inférieure, la cavité même des sinus est dilatée par places et remplie par une matière purulente épaisse, sous forme de flocons. Les parois du vaisseau sont blanches, lisses, sans imbibition, en un mot sans altération spéciale. Le tissu du col est noirâtre, infiltré de sang, et ne contient pas de pus ; la muqueuse est le siége d'éraillures multiples et superficielles.

On constate une infiltration purulente du tissu cellulaire entre la face postérieure de l'utérus et la séreuse, et sur la partie latérale droite de l'utérus ; le pus n'est pas collectionné en abcès, il est infiltré dans le tissu cellulaire qui est dur, jaunâtre. Dans l'ovaire droit existent plusieurs petits abcès disséminés dans la substance médullaire, et dans l'ovaire gauche une collection purulente plus étendue. Les veines utéro-ovariennes sont remplies par des caillots, les uns noirâtres, les autres décolorés ; les parois sont saines. Rien dans les lymphatiques pelviens et les ganglions lombaires.

La rate est ramollie. Le foie est gras ; il présente çà et là, surtout à la face inférieure sous les fausses membranes, une coloration verdâtre, bornée à la superficie. Le sang est liquide, un peu épais, poisseux; sa coloration est d'un rouge foncé. Dans les deux plèvres, épanchement séro-sanguinolent peu abondant avec injection de la séreuse à sa partie inférieure.

Observation XV.

Péritonite générale d'emblée, pleuro-pneumonie ; mort.

Hôpital Saint-Louis, salle Saint-Ferdinand, nº 17.

Clémentine H..., femme C..., âgée de 28 ans, bijoutière, est accouchée le 3 novembre 1867, à l'hôpital Saint-Louis.

Menstruation régulière, une première grossesse s'est terminée à huit mois, les suites en ont été normales. Les dernières règles sont venues le 27 janvier ; elle s'est assez bien portée pendant cette deuxième grossesse.

Début du travail le 2 novembre à huit heures du soir ; la poche des eaux est rompue quinze minutes avant l'accouchement, la tête étant au détroit inférieur, en première position du sommet; l'accouchement se fait le 3 à cinq heures du matin. La commissure antérieure du périnée est déchirée dans une étendue de un centimètre et demi.

Le 3. Le ventre est souple, l'utérus sensible à la pression, ses contractions sont fréquentes et douloureuses.

Le 4. La sensibilité utérine persiste à la pression et pendant les contractions. Elle a un peu de diarrhée depuis hier soir.

Dans l'après-midi, elle est prise, sans frisson préalable, de douleurs très-vives dans le bas-ventre, douleurs spontanées et réveillées par les mouvements.

Le 5. Le sommeil a été souvent interrompu par les douleurs abdominales. Le pouls est à 120, la peau chaude à 38°4. Le ventre est développé, mais reste dépressible, l'utérus est à 12 centimètres du pubis. La malade éprouve des douleurs vives partant de a région lombaire et s'irradiant dans tout l'abdomen ; ces douleurs sont spontanées ou provoquées et exaspérées par les mouvements ; la pression de la paroi est très-douloureuse, surtout dans la région utérine. Lochies séro-sanguinolentes, plaie périnéale pâle, seins un peu gonflés, langue humide, soif vive, une dizaine de selles diarrhéiques depuis hier soir. La respiration est à 40. La face se grippe pendant les élancements douloureux, sa teinte est livide, les yeux sont caves.

20 sangsues, Julep opium, 0,15.

Les sangsues ont bien coulé, les douleurs abdominales sont moins vives depuis leur application. A deux heures sensation de froid avec horripilations, bornée aux membres inférieurs durant de quarante à quarante-cinq minutes.

A quatre heures le pouls est à 148, la température axillaire à 39°2, la respiration à 42, râles sous-crépitants aux deux bases en arrière; continuation de la diarrhée, deux vomissements bilieux.

Glace, 3 doses de sulfate de quinine à une heure d'intervalle, onguent napolitain sur le ventre.

A dix heures, le pouls est à 160, la douleur abdominale moins vive.

Le 6. Agitation jusqu'à une heure ou deux du matin, suivie de plusieurs heures de sommeil; le pouls monte à 124, le thermomètre à 39°1. Le ventre est tympanisé, tendu; la malade se plaint d'une sensation d'oppression à l'épigastre; elle éprouve de légères douleurs dans le bas-ventre dans les mouvements; une pression soutenue est douloureuse dans toute l'étendue de la paroi, surtout à l'épigastre. La langue est humide, renvois; diarrhée modérée; les lochies sont noirâtres, n'ont pas d'odeur.

La respiration est anxieuse; diminution du son dans le quart inférieur et postérieur des deux côtés avec râles sous-crépitants plus fins à droite.

La face est violacée, les yeux sont caves et cernés, les veines sous-cutanées ont une teinte noirâtre, la peau conserve quelque temps les plis que l'on fait à sa surface. Pas de surdité, quelques bourdonnements d'oreille, pupilles contractées.

Julep-opium, 0.25. Onguent napolitain. Bordeaux, 300 grammes.

A quatre heures, 116 pulsations, 39°6 dans l'aisselle; à dix heures, renvois et envies de vomir.

Le 7. Agitation pendant toute la nuit, 124 pulsations, 40° dans l'aisselle. Même ballonnement et tension de l'abdomen, la pression soutenue de la paroi est légèrement douloureuse dans toute son étendue. Les lochies coulent, la plaie périnéale est pâle; les seins ne sont pas développés. La langue est sèche, fendillée, sans enduit; la soif vive, les renvois sont fréquents; pas de diarrhée ni de vomissements. La respiration est à 38, absence du murmure respiratoire à la base gauche; à droite, râles crépitants et sous-crépitants dans le quart inférieur et postérieur. La face est livide, les lèvres et les pommettes sont violacées, les yeux caves et cernés, les pupilles contractées; pas de bourdonnements d'oreille.

Mêmes prescriptions.

A quatre heures, pouls filiforme à 144, vomissements verdâtres. La mort arrive à neuf heures un quart; la malade conserve son intelligence jusqu'à la fin.

Opposition est faite à l'autopsie.

Chez cette malade, la péritonite a été générale d'emblée; elle a débuté par les douleurs abdominales, le frisson n'est venu que vingt heures environ après. Dès le deuxième jour, la diminution de la fièvre et des symptômes douloureux paraît indiquer une amélioration que ne confirment pas l'altération plus prononcée des traits, le ballonnement plus considérable du ventre. Les symptômes pulmonaires ont été peu marqués. La mort est arrivée après trois jours de maladie.

Observation XVI.

Je dois cette note à l'obligeance de mon collègue, M. Bruté, interne du service de M. Hillairet.

Marie T..., âgée de 20 ans, domestique, est accouchée le 14 février à l'hôpital Saint-Louis, salle Henri IV, au n° 27.

Réglée régulièrement, primipare, cette fille a joui d'une assez bonne santé pendant sa grossesse; elle est accouchée à terme d'une fille mort-née. Le travail n'a présenté rien de particulier.

Le 15. Elle a éprouvé pendant la nuit un léger frisson, une simple sensation de froid sans trépidation musculaire. Les douleurs sont vives au niveau de la fosse iliaque gauche, elles sont spontanées et se réveillent par la pression de la paroi abdominale. Les lochies sont sanguinolentes, n'ont pas d'odeur; la langue est humide, large, couverte d'un enduit saburral.

Ventouses scarifiées *loco dolenti;* 0.10 de calomel à dose fractionnée.

Le 16. Dans la soirée d'hier, nouveau frisson, mais plus intense que le premier, s'accompagnant de tremblement des membres et de claquement de dents; le sommeil est troublé par de vives douleurs abdominales. Le ventre est ballonné, la paroi est tendue, la pression douloureuse dans tout l'abdomen, les douleurs existent également pendant les mouvements et la toux, elles sont très-aiguës. Les lochies sont noirâtres, fétides.

Les traits sont altérés, les yeux caves et cernés.

Le 17. Le ballonnement du ventre augmente, les douleurs abdominales sont toujours très-vives; vomissements bilieux depuis la soirée d'hier; un peu d'agitation et de loquacité; même altération des traits, teinte subictérique de la face, rien aux sclérotiques.

Le 18. La mort arrive à deux heures du soir.

A l'autopsie faite le 20, on trouve une péritonite généralisée avec des lésions plus anciennes dans l'excavation pelvienne; des pseudo-membranes grisâtres, fétides à la face interne de l'utérus; du pus dans les sinus utérins sans altération de la membrane interne des veines; une infiltration purulente des ligaments larges.

Observation XVII.

Péritonite sous-ombilicale; guérison.

Désirée S..., âgée de 19 ans, bijoutière, est accouchée à l'hôpital Saint-Louis le 7 février 1867.

Réglée régulièrement, elle a vu ses dernières règles le 22 avril. Enceinte pour la deuxième fois, elle s'est bien portée pendant cette nouvelle grossesse; la première s'est terminée par un accouchement naturel à terme, ses suites ont été normales.

Début du travail le 6 février à sept heures du soir, les douleurs sont expultrices, le 7, à sept heures du matin; le sommet se présente en O. I. G. A. Elle accouche à dix heures du soir d'une fille à terme.

Le 8 (n° 26, salle Saint-Ferdinand). L'utérus est sensible à la pression au niveau des cornes et du fond; elle éprouve quelques coliques qui disparaissent après le cathétérisme (elle n'avait pas uriné depuis l'accouchement).

Le 9. Même sensibilité utérine. Dans la soirée, douleurs vives dans le bas-ventre, s'exaspérant par les mouvements et les secousses de la toux et troublant le sommeil.

Le 10. Après avoir été lavée, elle est prise d'un refroidissement borné aux membres supérieurs et à la poitrine, avec sensation de chair de poule et douleurs lombaires plus vives. 112 pulsations.

Le ventre est légèrement tendu, l'utérus dépasse les pubis de quatre travers de doigt; il est douloureux à la pression, ainsi que les fosses iliaques; par instants, élancements douloureux s'étendant du bas-ventre à tout l'abdomen. Les lochies sont peu abondantes, séro-sanguinolentes. Les seins sont un peu gonflés, consistants. La face est grippée, comme revenue sur elle-même.

20 sangsues; julep opium, 0,10.

Le soir : 108 pulsations, les douleurs sont moins aiguës.

Le 11. Nuit assez bonne, nouveau frisson ce matin avec trépidation des membres et claquement des dents durant de vingt à vingt-cinq minutes et suivi d'une transpiration abondante. Pouls petit, brusque à 128; le ventre est ballonné, l'utérus et les fosses iliaques sont toujours douloureux à la pression; encore quelques élancements douloureux dans les reins et l'hypogastre. Les lochies coulent peu; les traits sont altérés; envies de vomir.

Onguent napolitain; julep-opium, 0,10 et sulfate de quinine, 0,50.

Le 12. Un peu de sommeil, le pouls est à 120, la peau chaude. Douleurs à la pression dans toute la région sous-ombilicale plus vives au niveau de l'hypogastre. Les lochies coulent toujours peu. L'allaitement est supprimé. Hoquet et renvois, vomissements aqueux laissant déposer un mucus verdâtre depuis le milieu de la nuit; érythème mercuriel sur la paroi abdominale.

Mêmes prescriptions.

Le soir, le pouls monte à 128.

Le 13. Le pouls conserve la même fréquence, le ventre est tendu et ballonné, les douleurs abdominales persistent à la pression et dans les mouvements et la toux. Lochies rougeâtres, muqueuses. Renvois sans envies de vomir; le facies est meilleur.

Le 14. Le pouls est descendu à 96. Le ballonnement et la tension du ventre sont toujours considérables, les anses intestinales font saillie sur la paroi; douleur à la pression plus vive au niveau des fosses iliaques qu'au niveau de l'hypogastre. Erythème vésiculeux sur le ventre, stomatite légère. Langue humide, rouge, renvois et hoquet rares; l'amélioration est manifeste, cependant la respiration est à 40, pénible, anxieuse.

Mêmes prescriptions.

Le soir, le pouls est à 108; la gène de la respiration continuant quoique l'auscultation et la percussion ne fassent rien découvrir dans le thorax, on applique 12 ventouses sèches à la base de la poitrine.

Le 15. 104 pulsations. Le ventre est moins ballonné et moins tendu, douleur à la pression à la partie moyenne de la fosse iliaque droite sans tuméfaction appréciable. Il y a eu depuis hier plusieurs selles diarrhéiques. La gène de la respiration est moins grande.

Julep opium, 0,05; Bordeaux, 200 grammes; cataplasme sur le ventre.

Le 16. Le ventre est plus ballonné qu'hier; la douleur a disparu soit à la pression, soit dans les mouvements; les lochies coulent, elles sont jaunâtres, muqueuses.

La diarrhée est abondante; la respiration est à 28; l'expression de la face meilleure.

Poudre d'amidon sur le ventre, quart de lavement avec 10 gouttes de laudanum.

Le 17. La nuit a été bonne, le pouls est à 110. La région lombaire est douloureuse à la pression; la diarrhée continue.

Le 18. Le pouls est à 108. Le ventre toujours ballonné est plus souple. Il n'y a plus de douleurs spontanées ou provoquées. Les lochies sont moins abondantes. La langue est humide, rouge; 5 selles en diarrhée depuis hier soir. L'érythème mercuriel est en voie de cicatrisation; pas de stomatite. Le facies est bon, la respiration est facile à 28.

Quart de lavement laudanisé, Bordeaux 200 gr., une demi-portion.

Le 19. Le pouls est à 96, le ventre souple; on ne sent pas l'utérus au-dessus de la symphyse pubienne (douzième jour après l'accouchement), diarrhée modérée.

Le 20. Le pouls est à 100, le ventre est moins ballonné; l'amélioration persiste.

Du 20 au 25, le pouls varie de 100 à 112; le ventre est toujours un peu ballonné; l'appétit revient; la diarrhée continue moins abondante.

Les jours suivants la fièvre tombe, le ballonnement disparaît progressivement. Elle se lève le 5 mars, les lochies reparaissent alors pendant quelques jours, elles sont sanguinolentes. La malade sort le 14 en bon état, ayant encore le ventre un peu gros.

Cette jeune fille est mise au n° 26, vingt-quatre heures après le décès d'une malade, occupant un lit voisin (n° 27), enlevée le 6 février par une péritonite générale d'emblée; la literie du n° 27 a été changée entièrement dès le 7 au matin, et la salle est restée ouverte toute la journée.

Les accidents se sont déclarés le troisième jour après l'accouchement; au début, les symptômes indiquent une inflammation aiguë du péritoine de la région sous-ombilicale de l'abdomen; leur aggravation le deuxième et le troisième jour de la maladie, la fréquence et la petitesse du pouls, de nombreux vomissements, l'altération des traits font craindre l'extension de la phlegmasie à toute la séreuse, mais l'amélioration se déclare nettement au quatrième jour et continue ensuite; le pouls conserve encore quelques jours une grande fréquence et le ventre reste longtemps ballonné.

Observation XVIII.

Péritonite iliaque généralisée ; guérison.

Louise G..., 23 ans, domestique. Une première grossesse n'a présenté rien de particulier. Menstruation régulière, dernières règles le 12 juin 1866, bonne santé pendant cette deuxième grossesse. Premières douleurs, le 23 mars, à une heure du matin; présentation du sommet en O. I. G. A; accouchement à onze heures et demie du matin; fille à terme.

Le 24 (hôpital Saint-Louis, salle Saint-Ferdinand, n° 25); sensibilité à la pression des cornes et du fond de l'utérus; quelques tranchées.

Le 25, pas de sensibilité à la pression; les contractions utérines sont toujours douloureuses.

Le 26. Les tranchées sont rares; les lochies séro-sanguinolentes; les seins gonflés et consistants.

Le 27. L'utérus dépasse la symphyse de 7 centimètres, est indolore; les seins sont gonflés, tendus.

Vers dix heures du soir, elle est prise d'un refroidissement général avec horripilations, malaise ; en même temps douleurs spontanées dans le ventre, sous forme d'élancements, condamnant la malade à l'immobilité ; les traits sont altérés. Un cataplasme laudanisé sur le ventre, un quart de lavement avec 10 gouttes de laudanum calment les douleurs et permettent ainsi un peu de sommeil, à partir d'une heure du matin ; sueurs pendant le sommeil.

Le 28. 108 pulsations, chaleur modérée de la peau ; le ventre est tendu ; l'utérus, à 8 centimètres des pubis, est très-douloureux à la pression le long des bords et des cornes ; les mouvements sont aussi douloureux. Lochies rougeâtres, muqueuses; langue humide, saburrale, nausées, anorexie; céphalalgie temporale double, teinte subictérique de la face et des sclérotiques.

Poudre d'ipéca, 1 gr. 50; collodion sur l'abdomen.

A quatre heures, vomissements bilieux abondants ; un peu de ballonnement du ventre ; les traits sont altérés, la face est grippée.

20 sangsues à l'hypogastre, julep opium, 0,10.

Le 29. Peu de sommeil, le pouls est à 128. Ventre plus ballonné qu'hier, pression très-douloureuse au niveau des flancs et des fosses iliaques, moins douloureuse dans la région de l'utérus, élancements s'étendant par intervalles des fosses iliaques dans tout l'abdomen. Lochies abondantes, muqueuses ; seins moins développés ; langue humide, blanche; respiration à 34, pénible, anxieuse, rien d'anormal dans le thorax; même expression de souffrance de la physionomie.

Onguent napolitain; julep-opium, 0,10.

Le soir, le pouls monte à 136; l'épaule est le siége d'une vive douleur dans les mouvements; elle n'est pas tuméfiée, la peau qui la recouvre n'est pas rouge.

Le 30. La malade n'a pas dormi. Ce matin, le pouls donne 120 pulsations; il est petit, filiforme. Le ventre est ballonné, tendu; encore quelques douleurs spontanées dans les reins et les flancs, s'irradiant parfois dans tout l'abdomen; la pression de la paroi est sensible dans toute son étendue, excepté dans la région de l'utérus, la douleur est surtout aiguë à l'épigastre et aux flancs; elle est cependant moins intense qu'hier. Les lochies sont rougeâtres, muqueuses. L'allaitement est supprimé; langue humide, deux vomissements bilieux ce matin; la face a une teinte terreuse, les traits sont fatigués, allongés; l'intelligence est conservée. L'épaule gauche est toujours le siége de douleurs dans les mouvements; on n'observe ni tuméfaction, ni rougeurs. Douleurs vagues dans la main gauche.

Mêmes prescriptions.

A quatre heures, 124 pulsations, pas de nouveaux vomissements.

Le 31, la nuit a été assez bonne, le pouls est à 108; le ventre toujours ballonné est plus souple, le fond de l'utérus est sensible à la pression. La malade éprouve encore quelques élancements douloureux réveillés par les mouvements, la pression de la paroi au niveau des flancs et des fosses iliaques est également douloureuse. Au toucher, le col déchiré aux 2 commissures est ouvert jusqu'à l'orifice interne, le corps est douloureux, les culs-de-sac sont souples et libres. La face est meilleure. L'article scapulo-humérale gauche est à peine sensible.

Le 1er avril. Le pouls est à 100, le ventre est moins ballonné, la douleur persiste, mais elle est beaucoup moins vive. Il y a eu hier 3 selles après un lavement simple.

Le 2. Nuit bonne, pouls à 112, plus large; ballonnement du ventre sans tension, l'utérus est à 7 centimètres de la symphyse; les douleurs spontanées sont rares, elles sont réveillées par les secousses de la toux, par l'ingestion des liquides; le fond de l'utérus et les fosses iliaques sont encore sensibles à la pression. Les seins sont ramollis, le lait est aqueux, cependant l'allaitement est repris. Il n'y a plus de douleurs articulaires; la face est moins altérée, son expression est meilleure ; 2 selles en diarrhée. Erythème mercuriel sur le ventre, stomatite légère.

Onguent napolitain, julep-opium 0,10, Bordeaux 150 grammes.

Le 3. Le pouls monte à 108; l'utérus à 6 centimètres des pubis. Les lochies sont jaunâtres, muqueuses, fétides; la diarrhée continue peu abondante.

Le 4. Le pouls conserve la même fréquence; le ventre est souple, encore ballonné, les anses intestinales sont dilatées, saillantes; l'utérus est indolore, il n'y a plus de douleurs spontanées, la pression réveille encore une sensibilité assez vive au niveau des flancs et des fosses iliaques, la palpation ne fait reconnaître ni rénitence, ni tuméfaction dans ces régions. Les culs-de-sac péri-utérins sont toujours libres. Les lochies sont fétides. 3 selles en diarrhée.

Poudre d'amidon sur le ventre, Bordeaux 150 grammes, bouillon et potages.

Le 5. L'état est le même.

Le 6. 96 pulsations; le ventre est souple, un peu saillant; l'utérus indolore, le fond est à cinq centimètres des pubis ; par la pression on réveille une douleur légère en dehors de l'utérus dans les fosses iliaques. Les lochies coulent peu, sont muqueuses, n'ont plus d'odeur. L'érythème hydrargyrique est en voie de disparition, les dents sont un peu douleureuses; la diarrhée est peu abondante.

L'amélioration continue les jours suivants ; la douleur des fosses iliaques à la pression disparaît le 11 avril; les seins se développent de nouveau, et la malade sort en bon état le 26 avril.

En résumé, cette malade a été prise au cinquième jour après l'accouchement d'un frisson marquant le début d'une péritonite iliaque, la péritonite s'est étendue les deuxième et troisième jours de la maladie à une grande partie de la séreuse, puis s'est améliorée, est restée localisée aux fosses iliaques; elle s'est enfin terminée par la résolution.

En même temps que débutait la péritonite iliaque, cette malade présentait les symptômes d'un embarras gastrique fébrile. Faut-il dans ce cas rattacher les symptômes abdominaux à l'état gastrique, regarder la péritonite comme secondaire et l'embarras gastrique comme l'élément essentiel? Je ne le crois pas; abstraction faite de la disproportion qui existait entre les phémonènes inflammatoires du côté du péritoine et l'état bilieux, la preuve en est dans l'action de l'ipéca qui, donné au début même des accidents, a pu modifier les symptômes gastriques sans agir sur la péritonite qui s'est même aggravée les deux jours suivants. Or, comme l'a remarqué M. Douenel (1), quand la péritonite ne fait que commencer et qu'elle dépend d'un état contre lequel les agents thérapeutiques ont une action immédiate, comme la fièvre gastrique par exemple, en dirigeant la médication contre l'état général l'expérience a appris que sa guérison amène celle de la manifestation locale.

Observation XIX.

Péritonite générale d'emblée ; guérison.

Jeanne H....., femme R....., âgée de 27 ans, couturière, accouchée à l'hôpital Saint-Louis le 24 septembre, est mise au n° 10 de la salle Saint-Ferdinand. Menstruation régulière, deux grossesses antérieures terminées par des accouchements à terme; elle nourrissait son deuxième enfant depuis douze à treize mois quand elle est tombée enceinte pour la troisième fois ; elle s'est bien portée pendant cette nouvelle grossesse.

Prise des premières douleurs le 22 septembre à dix heures du soir, elle accouche le 24 à trois heures du matin, après vingt-neuf heures de travail, d'une fille à terme se présentant par le sommet.

Le 24. Coliques utérines assez vives et fréquentes.

Après quelques heures de malaise, elle est prise à neuf heures du soir d'une sensation de froid intense et générale, avec céphalalgie, horripilations et frissons parcourant la peau; ce frisson dure pendant trois ou quatre heures, tantôt plus marqué, tantôt moins, et s'accompagne de douleurs aiguës dans le ventre. Réchauffée vers une heure du matin, elle s'endort, transpire pendant son sommeil, qui est d'ailleurs troublé par les douleurs abdominales.

Le 25. Le pouls est à 132, la peau très-chaude, brûlante. Le ventre est tendu, légèrement ballonné, l'utérus dépasse le symphyse de 10 centimètres. La malade accuse des douleurs très-vives partant des pubis ou des lombes et s'irradiant dans l'abdomen, lui arrachant des plaintes et la condamnant à l'immobilité dans le décubitus dorsal;

(1) Douenel, Remarques sur les phénomènes abdominaux provoqués par quelques maladies aiguës générales chez les femmes en couches ; thèse. Paris, 1865.

elles sont réveillées par les mouvements, par la pression qui est également sensible sur toute la paroi, principalement au niveau de l'utérus. Les lochies sont abondantes. La langue est rouge, un peu sèche, la soif vive. La respiration à 32. Les yeux sont enfoncés et cernés, les traits sont tirés, la face a une teinte spéciale.

—12 ventouses scarifiées ; julep-opium, 0,10 et sulfate de quinine, 1,50.

A six heures, 148 pulsations ; le ventre est développé ; les douleurs sont moins vives.

— Onguent napolitain sur le ventre.

Le 26. Alternatives de somnolence et d'agitation; le pouls est à 160, filiforme ; la peau sèche et chaude à 41°. Ballonnement et tension du ventre empêchant de limiter l'utérus. Douleurs spontanées dans le bas-ventre moins vives qu'hier ; les mouvements et la pression sont toujours douloureux ; les lochies sont muqueuses, noirâtres, ont un peu d'odeur. La langue est sèche à la pointe ; la soif très-vive ; plusieurs vomissements verdâtres provoqués par l'ingestion des boissons ; un vomissement d'un vert foncé ; une selle diarrhéique noirâtre ce matin. La respiration est à 36 ; la paroi abdominale ne se soulève pas dans l'inspiration ; les yeux sont caves et cernés, les traits tirés, les lèvres violacées, la face est marbrée.

—Julep opium, 0,10 et sulfate de quinine, 2 gr.; Bordeaux, 500 gr.; onguent napolitain ; glace.

La surdité est légère ; la malade a quelques bourdonnements d'oreille ; le pouls est à 156 à quatre heures.

Le 27. Un peu de sommeil dans la seconde moitié de la nuit ; le pouls est filiforme, est descendu à 132, et la température axillaire à 40°4. Le ventre est uniformément ballonné et tendu. Encore quelques douleurs spontanées partant du bas-ventre et s'irradiant dans l'abdomen ; douleurs au plancher du bassin et à la symphyse dans les mouvements ; la symphyse n'est pas douloureuse à la pression ; la région sous-ombilicale est très-sensible au toucher, mais la douleur est moins vive qu'hier. Les lochies sont abondantes, muqueuses, fétides. La langue est humide, la soif vive ; la malade vomit tout ce qu'elle prend, sauf le bouillon glacé et son julep, dont elle a cependant rejeté hier une cueillerée à bouche ; 9 à 10 selles diarrhéiques fétides. La respiration est à 28. La face est pâle, les traits sont tirés, les yeux enfoncés. Demi-surdité, bourdonnements d'oreille continuels, pupilles contractées, pas de troubles intellectuels.

—Mêmes prescriptions : julep opium, 0,05 et sulfate de quinine, 1 gr.

Le soir, le pouls monte à 140.

Le 28. La nuit a été assez bonne ; le pouls est à 120, dur; le thermomètre à 39°8; les anses intestinales sont dilatées et soulèvent la paroi. Les douleurs dans le bas-ventre, soit spontanées, soit provoquées par les mouvements, sont rares et moins aiguës; la région sous-ombilicale est à peine sensible à la pression. Les lochies coulent peu, sont noirâtres, contiennent des pseudo-membranes grisâtres, leur odeur est vive; pas de vomissements depuis hier; diarrhée abondante. La face est moins altérée. Erythème hydrargyrique sur le ventre, stomatite; la surdité et les bourdonnements d'oreille continuent. — Même prescription.

Le soir, le pouls est à 128.

Le 29. Le pouls donne 116 pulsations; le ventre est moins tendu; la paroi est recouverte d'une éruption érythémateuse et vésiculeuse très-intense qui empêche de palper l'abdomen. La stomatite est légère. Il n'y a plus de douleurs spontanées, de douleurs dans les mouvements; la langue est humide, rouge. La malade a quelques renvois, a vomi hier après avoir pris plusieurs cuillerées de potage; la diarrhée est toujours très-abondante; la physionomie est meilleure.

— Cataplasme abdominal; glace; Bordeaux, 500 gr.; julep opium, 0,05 et sulfate de quinine, 0,60; quart de lavement avec 10 gouttes de laudanum.

Le 30. Un peu d'agitation pendant la nuit; le pouls monte à 126. Le ventre est moins tendu et moins ballonné; la rougeur de la paroi est moins vive; quelques vésicules, en se rompant, laissent des exulcérations superficielles qui suppurent. Même absence de douleurs. Les lochies sont peu abondantes, muqueuses, n'ont pas d'odeur; la diarrhée continue; surdité légère; bourdonnements d'oreille.

— Poudre d'amidon sur le ventre; Bordeaux, 500 gr.; sulfate de quinine, 0 gr. 30 en deux prises; julep, tannin, 1 gr.

1er octobre. La nuit a été bonne, le pouls est à 112; le ventre souple et dépressible; l'érythème hydrargyrique en voie de disparition; l'utérus dépasse la symphyse de 4 centimètres, il est indolore par le palper abdominal. Au toucher vaginal le col est entr'ouvert, reçoit la première phalange de l'index. Le corps est peu mobile, douloureux quand on le déplace; sensation de tension sans tuméfaction dans le cul-de-sac vaginal gauche. Les lochies sont peu abondantes, muqueuses, jaunâtres. Appétit; quatre selles en diarrhée. Surdité légère; pas de bourdonnements d'oreille.

Le 2. 96 pulsations, pas de douleurs abdominales, diarrhée modérée.

Le 3. 100 pulsations; le ventre, toujours un peu développé, est souple. L'utérus est à 2 centimètres de la symphyse; il est immobile, comme enclavé, indolore. Pas de stomatite; l'érythème mercuriel est presque entièrement cicatrisé; toujours un peu de surdité. — Macération de quinquina, un pot; Bordeaux, 500 gr.; julep tannin, 0,50.

Le 4. Pas de diarrhée; on supprime le tannin.

Le 8. Le pouls est à 80. L'utérus disparaît derrière la symphyse pubienne; le ventre est souple, toujours développé. La face est pâle non altérée. Il n'y a plus de surdité.

Le 9. Elle essaye de se lever, mais ne peut marcher tant elle est faible.

Du 9 au 15. Même état général et local satisfaisant; cependant la malade reste toujours faible, ne prend pas de forces.

Le 16. Le pouls est à 60; le ventre est revenu sur lui-même. Elle se lève tous les jours jusqu'au 21.

Le 22. Elle est prise d'un frisson léger et de douleurs abdominales dues à une phlegmasie péri-utérine qui s'améliore par des applications émollientes sur le ventre, le repos au lit et de grands bains.

Le 26. Elle sort souffrant encore dans le bas-ventre en marchant.

La péritonite a été dans ce cas générale d'emblée. Ayant dès le début une acuité extrême, s'aggravant au commencement du deuxième jour, les symptômes s'amendent à la fin de ce jour, probablement sous l'influence du sulfate de quinine donné à haute dose. L'amélioration continue ensuite; j'appellerai l'attention sur la diarrhée persistante durant du troisième au huitième jour en même temps que la maladie marchait vers la guérison.

Observation XX.

Diathèse purulente chronique; guérison.

Rosalie T..., âgée de 29 ans, cuisinière, est couchée salle Saint-Ferdinand, n° 28, dans le service de M. Hardy.

Une première grossesse s'est terminée à terme et n'a présenté rien de particulier, soit dans son cours, soit dans ses suites. Enceinte pour la deuxième fois, cette fille s'est bien portée pendant cette nouvelle grossesse.

Le 27 août à quatre heures du soir, la version pelvienne est pratiquée, la malade ayant été préalablement plongée dans l'anesthésie par le chloroforme, l'enfant présentant l'épaule gauche, la tète à droite, le dos en avant.

Plusieurs couches de collodion sur l'abdomen. Bordeaux, 200 grammes. Opium, 0.05 en deux pilules.

Du 28 au 30, l'utérus est sensible à la pression, est le siége de contractions douloureuses; les lochies sont sanguinolentes, n'ont pas d'odeur.

Le 31. A trois heures du soir, la malade éprouve un refroidissement général avec tremblement des membres; ce frisson dure près de quinze minutes, n'est pas suivi de réaction; elle est prise peu après de douleurs abdominales vives.

Le 1er septembre. Le pouls est à 116, le ventre un peu tendu, l'utérus dépasse les pubis de 9 centimètres, la pression est douloureuse dans toute la région sous-ombilicale, surtout à l'hypogastre, les mouvements exaspèrent la douleur.

12 sangsues sur l'abdomen.

Le 2. Le pouls est descendu à 104, le ventre est météorisé, la douleur existe toujours à la pression et dans les mouvements dans la région sous-ombilicale, elle est plus vive sur les bords de l'utérus. Les lochies sont abondantes, purulentes, n'ont pas d'odeur.

Onguent mercuriel sur le ventre, Julep opium, 0.10.

Le 3. Le pouls est toujours fréquent, la peau chaude; le ventre est tympanisé, les douleurs sont vives le long des bords de l'utérus et immédiatement en dehors de l'organe; les seins ne sont pas gonflés, il n'y a pas eu de montée de lait; les lochies sont purulentes. Un peu de diarrhée.

Le 4. La malade vient d'avoir un frisson, consistant en une simple sensation de froid avec horripilation et malaise; le pouls est à 140, petit; la peau très-chaude, la face pâle, jaunâtre; les yeux sont cernés, abattus; le ventre est toujours ballonné, la pression seule détermine une douleur d'ailleurs moins aiguë autour de l'utérus.

Sulfate de quinine, 1 gramme en 3 doses. Bordeaux, 250 grammes.

Le soir elle accuse une douleur vive dans l'épaule gauche; troisième frisson pendant la nuit.

Le 5. Le pouls est à 128. L'épaule gauche est augmentée de volume, elle est douloureuse dans les mouvements, la pression n'est sensible qu'à la partie interne et antérieure de l'articulation; pas de rougeur à la peau.

Même état de l'abdomen; éruption hydrargyrique sur la paroi; une partie de l'onguent mercuriel ayant fusé dans le pli génito-crural, on remarque un œdème des grandes lèvres avec des excoriations superficielles, sans eschares vulvaires. Les lochies continuent à couler, sont purulentes. Les traits sont altérés. On cesse les frictions sur le ventre.

4 ventouses scarifiées et onguent napolitain *loco dolenti*; sulfate de quinine, 1 gramme en trois doses.

Nouveau frisson à trois heures du soir; quelques bourdonnements d'oreille.

Le 6. La malade a encore un frisson ce matin après avoir été lavée; la douleur de l'épaule gauche est moins vive, mais le coude droit présente un gonflement douloureux. Du côté du ventre, la partie interne des fosses iliaques reste seule sensible à la pression, la palpation ne fait reconnaître ni rénitence ni tuméfaction. La diarrhée continue depuis le 3; elle est assez abondante (deux à six selles dans les vingt-quatre heures). Surdité légère, quelques bourdonnements d'oreille.

Le 7. L'épaule gauche est encore un peu douloureuse; le coude droit est le siége d'une vive sensibilité; depuis hier la malade accuse en outre une douleur très-aiguë dans le genou gauche, douleur existant ce matin à la pression et dans les mouvements; pas de gonflement de l'article, pas de rougeur à la peau. Le pouls est à 112, petit; la face est amaigrie, jaunâtre; sa teinte subictérique; les yeux sont ternes. Le ventre est toujours ballonné, mais est redevenu souple; sensibilité péri-utérine à la pression; lochies peu abondantes purulentes, œdème et excoriations des grandes lèvres, pas d'eschares vulvaires. Surdité légère, bourdonnements d'oreille. La diarrhée continue.

4 ventouses scarifiées, onguent napolitain sur le genou; le reste *ut supra*.

Le 8. La douleur est un peu moins aiguë dans le genou gauche.

Le 9. La douleur de l'épaule a disparu, celle du coude n'existe que dans les mouvements. Le genou est douloureux à la pression et dans les mouvements, et contient un peu d'épanchement; il est immobilisé dans une gouttière et recouvert d'un vésicatoire.

Le 12. Pas de nouveau frisson; le pouls est toujours fréquent, petit, à 112. Le ventre est souple, dépressible, mais encore ballonné; l'utérus dépasse la symphyse de 4 centimètres, est sensible à la pression. Les lochies coulent peu, sont purulentes, muqueuses. L'érythème et l'œdème vulvaire sont moins accusés, en voie de disparition. La malade a toujours un peu de diarrhée ; elle se plaint d'avoir l'oreille dure, des bourdonnements presque continuels. La face est amaigrie, les yeux sont caves, mais plus animés, la peau a une teinte terreuse. Le genou gauche est encore douloureux quand on lui imprime un mouvement.

On trouve à la face antérieure de l'avant-bras droit et à sa partie moyenne une tuméfaction diffuse, dure, douloureuse au toucher, sans changement de couleur à la peau ; ce phlegmon s'est développé pendant la nuit.

Onguent mercuriel sur l'avant-bras. Bordeaux, 300 gr. Sulfate de quinine, 0,60 en deux doses.

Le phlegmon est en partie ramolli et fluctuant le 13.

Le 14. La fluctuation est évidente dans toute son étendue, la peau est rouge et amincie par places ; deux petites incisions sont faites avec la pointe d'une lancette, qui donnent écoulement à un pus jaunâtre bien lié.

Les jours suivants, plusieurs abcès se montrent sur le bras droit, le coude et l'avant-bras gauches, dans la bourse prérotulienne à gauche et dans la région lombaire. Sauf à la région lombaire, ces abcès sont peu volumineux, apparaissent du jour au lendemain sans avoir été précédés par un travail phlegmasique local; ils ne sont pas entourés d'un cercle inflammatoire ; une fois formés, ils sont douloureux, fluctuants ; les uns se résorbent, les autres se rapprochent de la superficie, la peau qui les recouvre s'amincit, rougit par places; on les incise ; il s'écoule du pus bien lié, et les parois de l'abcès s'affaissent et adhèrent rapidement l'une à l'autre. Ont été incisées les collections purulentes du bras droit et de la bourse prérotulienne.

A la région lombaire, les abcès sont plus volumineux; d'abord isolés, ils se réunissent et forment une vaste poche étendue de la région sacrée à la partie inférieure du dos. Cette poche est incisée à la partie supérieure de la gouttière sacrée à gauche ; mais la malade étant toujours dans le décubitus dorsal, empêche par sa position le pus de s'écouler ; de nouveaux symptômes de résorption purulente se déclarent. Le sulfate de quinine est rendu à la dose de 0,60; une deuxième incision est faite à la partie supérieure de la tumeur ; un drain est passé par les ouvertures séparées par un intervalle de 32 centimètres. Tous les jours, une ou plusieurs injections d'eau alcoolisée sont faites dans la collection purulente qui s'affaisse et revient sur elle-même.

1er octobre. Le pouls est à 96; la face est pâle, amaigrie, mais son expression est bonne, les yeux sont vifs. La malade a un appétit exagéré; elle conserve un peu de surdité, des bourdonnements d'oreille; la diarrhée continue toujours peu abondante (1 à 2 selles dans les vingt-quatre heures). Les parois de la tumeur lombaire sont adossées l'une à l'autre; il ne reste plus que quelques parties non adhérentes le long du passage du drain.

Vin de quinquina, 60 gr.; Bordeaux, 300 gr.;

Le drain est retiré le 7 octobre, sans accidents; son canal s'oblitère.

Le 4. On constate une tuméfaction diffuse allongée dans l'épaisseur des muscles de la face antérieure de l'avant-bras gauche; le gonflement augmente les jours suivants, va du pli du coude au poignet; il est irrégulier, donne une sensation vague de fluctuation; reste stationnaire pendant trois à quatre jours, puis diminue peu à peu, mais subsiste encore en partie le 14 octobre, quand la malade sort de l'hôpital.

Elle revient nous voir le 7 novembre; elle conservait à cette époque un noyau induré dans l'épaisseur des muscles de l'avant-bras, et une gêne légère dans les mouvements de la main.

SYMPTOMES

Prodromes. — L'invasion a eu lieu plusieurs fois sans prodromes, mais nous l'avons vue plus souvent précédée de symptômes variables : tantôt une diarrhée légère, tantôt une douleur plus ou moins étendue occupant le corps de l'utérus. Dans presque tous les cas, nous avons constaté des tranchées utérines et une douleur au niveau des angles. Quelle est la valeur de ces deux symptômes comme signe prodomique?

Les tranchées ont été très-vives chez quelques malades, les douleurs occupaient l'utérus et s'étendaient jusqu'à la région lombaire; elles étaient souvent suivies de l'expulsion de caillots ou d'un écoulement plus abondant des lochies, la main appliquée sur le ventre sentait le corps utérin se redresser et devenir plus dur. Mais cette contraction est un phénomène normal des suites de couches; elle ne nous a pas paru plus intense ni plus fréquente chez les femmes qui ont présenté des accidents puerpéraux. Lorsque les accidents ont débuté après le troisième jour nous avions déjà cessé de constater ce symptôme depuis un temps plus ou moins long. L'absence de fièvre et d'altération des traits nous a toujours permis de le distinguer des douleurs aiguës, également intermittentes, que l'on observe au début de l'inflammation péritonéale.

La douleur au niveau des annexes de l'utérus est regardée par M. Béhier comme un signe prodromique habituel. MM. Tarnier (1) et Hervieux (2) ne lui donnent pas la même valeur. M. Béhier (3 a le premier indiqué avec soin la manière de la constater et d'en préciser le siége ; sur 1,802 femmes, 452 ont présenté ce gonflement douloureux des annexes, 320 ont guéri après avoir eu des accidents sérieux, 132 sont mortes, et ce symptôme n'a fait défaut

(1) Tarnier, De la fièvre puerpérale observée à la Maternité. Paris, 1858.

(2) Hervieux, De la péritonite générale d'emblée ou généralisée. *Gaz. des hôpit.*, 1868.

(3) Béhier, Conférences de clinique médicale, p. 527. Paris, 1864.

chez aucune des femmes qui ont succombé. La douleur au niveau des angles paraît manquer dans quelques épidémies, mais elle n'en est pas moins un signe important, qui doit appeler l'attention et faire craindre, quand il existe, l'apparition d'accidents plus graves.

Début. — Sur vingt observations que nous avons analysées, nous avons trouvé que l'époque de l'invasion a eu lieu 2 fois pendant l'accouchement, 9 fois le premier jour, 4 fois le deuxième, 3 fois le troisième, 1 fois le quatrième, 1 fois le cinquième. La plupart des recherches qui ont été faites ont conduit au même résultat. « La fièvre puerpérale qui peut se déclarer pendant la grossesse, pendant le travail ou dans les premières heures qui suivent l'accouchement, apparaît surtout dans les quatre ou cinq premiers jours et en particulier au bout de quarante-huit à cinquante heures; il est très-rare de la voir faire invasion après le huitième jour. » M. Depaul, discussion à l'Académie de médecine sur la fièvre puerpérale. Dans un relevé fait par M. Berrier-Fontaine (1), on voit sur 247 malades, 185 fois les accidents se montrer du premier au troisième jour, 60 fois du quatrième au dixième, 2 fois du onzième au douzième. Dans le tableau publié par M. Tarnier (2), le début a eu lieu sur 87 cas, 68 fois dans les trois premiers jours.

Il n'est pas rare cependant de constater un début plus tardif; suivant les épidémies, comme le prouve la forme pectorale observée par M. Charrier (3); suivant la nature des accidents, quand par exemple une péritonite vient compliquer une inflammation de l'utérus et de ses annexes; enfin, comme le remarque M. Jacquemier, dans les cas sporadiques.

Mais les accidents sont d'autant plus graves qu'ils se montrent à une époque plus rapprochée de l'accouchement. Dans une épidémie observée à Dublin en 1854-1855, M. Mac-Clintock (4) a vu la mortalité être d'autant plus élevée que l'invasion était plus voisine de l'accou-

(1) Berrier-Fontaine, Typhus puerpéral observé à la Maternité en 1831, Thèse, Paris, 1835.

(2) Tarnier, *loc. cit.*, p. 35.

(3) Charrier, De la fièvre puerpérale, épidémie observée en 1854 à la Maternité de Paris. Paris, 1855.

(4) Mac-Clintock, *Union médicale*. Paris, 1866, 4e volume, page 67.

chement, et le danger diminuer pour la femme au fur et à mesure qu'elle s'éloignait de l'époque de la délivrance :

Sur 9	malades prises le	1er jour,	8 meurent.
— 12	—	2e —	6 —
— 10	—	3e —	3 —

Les décès et les guérisons se répartissent ainsi dans les cas que nous avons observés :

Sur 2	femmes prises	pendant l'accouchement,	2 meurent.	
— 9	—	le 1er jour,	8 —	1 guérit.
— 4	—	le 2e —	4 —	
— 3	—	le 3e —	2 —	1 guérit.
— 1	—	le 4e —	1 —	
— 1	—	le 5e —		1 guérit.

Le mode d'invasion a présenté des caractères un peu différents suivant les malades. Le frisson en a été le signe le plus habituel; nous l'avons constaté dans le plus grand nombre des cas, mais sous un aspect variable : tantôt complet, très-intense; tantôt incomplet, passant presque inaperçu; les douleurs abdominales se sont montrées en même temps ou seulement quelques heures après. Plusieurs fois nous avons vu le frisson manquer et la douleur marquer seule le début. Chez quatre femmes la marche de la maladie a été des plus insidieuses; les signes de l'invasion, le frisson, la douleur ont fait défaut; les symptômes d'abord peu marqués se sont aggravés progressivement jusqu'au terme fatal. L'absence de frisson au début des accidents puerpéraux à forme typhoïde a été déjà signalée, comme nous le verrons bientôt.

Frisson. — Le frisson initial de la fièvre puerpérale est très-important à étudier; en effet, il peut mettre d'emblée sur la voie du diagnostic. Voici quels sont les caractères que nous lui avons trouvés.

Il est habituellement précédé pendant quelques instants de malaise général, de céphalalgie, d'agitation légère; d'autres fois il débute d'une façon soudaine. Le moment de son apparition est variable; cependant c'est principalement pendant la soirée ou dans le cours de la nuit que nous l'avons vu se manifester. Il survient soit sans cause appréciable, soit après une légère sensation de froid éprouvée par la malade qui vient de se découvrir ou d'être examinée pendant la visite.

Il commence par un refroidissement quelquefois général d'emblée, mais beaucoup plus souvent d'abord partiel, localisé aux membres inférieurs, à la région lombaire, à la poitrine; puis il s'étend à toute la surface du corps, se généralise. En même temps horripilations, sensation de chair de poule; puis les mouvements convulsifs se montrent, les dents claquent. Ces derniers symptômes peuvent exister pendant toute la durée du frisson, qui est alors de vingt à trente minutes en moyenne, ou n'apparaître que de temps en temps; le frisson est alors subintrant, formé d'une série de plusieurs frissons successifs, il peut se prolonger pendant trois quarts d'heure, une heure et plus.

Le claquement de dents peut manquer, la trépidation musculaire peut faire défaut, le frisson se montre alors d'une façon insidieuse ; nous avons observé cinq fois cette variété. M. Hardy a souvent appelé notre attention sur la valeur de ce simple refroidissement avec horripilations; en effet, il indique très-souvent l'apparition d'accidents graves, tandis que des affections puerpérales légères débutent quelquefois par un grand frisson. Le refroidissement peut même être partiel, rester localisé aux membres inférieurs et cependant avoir la même valeur. Ce petit frisson a une durée variable, tantôt de huit à dix minutes, tantôt de quatre à six heures.

En même temps qu'elles éprouvent la sensation de froid, les malades sont dans un état d'anxiété extrême, pelotonnées sur elles-mêmes, craignant de se découvrir, de faire un mouvement qui donnerait au malaise qu'elles ressentent une intensité nouvelle; la soif est vive, les traits sont altérés, les yeux enfoncés dans l'orbite, les lèvres sont violacées, les extrémités froides, la physionomie a une expression de douleur profonde; le pouls est petit, fréquent, s'élève de 120 à 140. Cette sensation de froid est tenace, persiste dans quelques cas quoi que l'on fasse pour réchauffer les malades; enfin la réaction s'établit lentement, avec peine ; une fois réchauffée, la femme s'endort souvent et transpire abondamment pendant le sommeil et au réveil.

Le frisson peut être unique ou multiple; dans six observations, nous le voyons se répéter deux fois, trois fois et même plus souvent comme dans la 20e observation. Cette répétition indique, suivant l'intervalle qui sépare les frissons, suivant l'époque de la maladie à laquelle ils se déclarent, soit une infection nouvelle du sang, soit une extension du processus inflammatoire, une généralisation de la péritonite.

Le frisson est parmi les symptômes des affections puerpérales un de ceux qui a le plus attiré l'attention des observateurs; si tous sont d'accord pour lui donner une grande importance au point de vue du diagnostic, il n'en est plus de même quand il s'agit de son existence plus ou moins constante, de son intensité. M. Depaul (1) insiste sur l'existence d'un frisson ordinairement remarquable par son intensité, comme étant l'un des phénomènes les plus constants, celui qui semble signaler l'invasion de la maladie : « Il ne se produit qu'une fois et quand il se répète, c'est rarement après les vingt-quatre ou trente-six premières heures, quelquefois cependant il revient à des intervalles réguliers et peut simuler des accès de fièvre intermittente ou rémittente pernicieuse. « Plus loin (page 39), M. Depaul ajoute que l'on peut observer exceptionnellement des cas qui aient des allures moins franches et une marche beaucoup plus insidieuse, le frisson peut manquer. D'après M. Jacquemier (2), le frisson est caractérisé, moins par lui-même que par les phénomènes qui l'accompagnent; « il est intense, assez prolongé lorsque la maladie débute à une époque très-rapprochée de l'accouchement ou qu'elle doit prendre rapidement un caractère grave; quelquefois cependant il est de courte durée, partiel, ne dépassant guère un refroidissement peu marqué, quoique la maladie doive promptement se présenter sous une forme grave. » Ce qui le distingue, à défaut de la durée et de l'intensité, c'est l'abattement et l'anxiété; les traits sont grippés, les yeux éteints, le pouls s'élève de 120 à 140 pulsations, les malades se réchauffent difficilement, la réaction est souvent incomplète après. Dans son mémoire sur la péritonite puerpérale générale d'emblée ou généralisée, M. Hervieux indique un frisson, accompagné ou suivi de douleurs abdominales, comme marquant habituellement l'inva-

(1) Depaul, de la fièvre puerpérale à l'Académie de médecine, 1858; page 36.

(2) Jacquemier, Manuel d'accouchements ; de la métro-péritonite puerpérale, tome II, page 628.

sion ; constant dans quelques épidémies, il fait défaut dans d'autres ; son intensité est variable, c'est une simple horripilation, un frisson partiel ou un grand frisson. Unique dans les épidémies graves, dans la péritonite suraiguë, dans la péritonite générale d'emblée ou généralisée à marche rapide, il est souvent multiple dans les petites épidémies, dans la péritonite consécutive à une inflammation de l'utérus ou de ses annexes, dans la péritonite généralisée dont la marche est moins prompte. Souvent on observe autant de frissons que de poussées, cependant les poussées douloureuses ne sont pas toutes infailliblement accompagnées de frissons.

M. Français (1), sur 55 cas de fièvre puerpérale, a vu le frisson manquer 4 fois, 7 fois il a été à peine sensible, réduit à une sensation de froid ou à une horripilation, 44 fois il était intense, la trépidation musculaire considérable. Les 4 cas dans lesquels il a manqué ont été tous suivis de mort ; 2 avaient commencé par des symptômes cérébraux.

En résumé, il n'y a rien d'absolument constant, de fixe dans le frisson ; on l'observe habituellement, mais il peut manquer dans les formes insidieuses des accidents puerpéraux (M. Depaul), et dans certaines épidémies (MM. Clarke et Hervieux). Quand il existe, son intensité est variable ; il est caractérisé surtout par les phénomènes concomitants, et ces phénomènes peuvent indiquer la gravité ou la bénignité de ce symptôme.

Douleur. — La douleur est un des signes du début de la fièvre puerpérale, elle en marque l'invasion ; son existence, son siége, son acuité varient avec la forme de la maladie. Elle est plus constante que le frisson ; ce n'est qu'exceptionnellement qu'elle échappe à l'observateur, et seulement dans la forme typhoïde. Nous l'avons constatée chez toutes nos malades, mais 3 fois elle n'avait rien de caractéristique, et, dans ces 3 cas, la maladie a marché d'une façon latente, insidieuse.

Elle se montre ordinairement pendant le frisson, quelquefois après, rarement avant (MM. Tarnier, Hervieux).

Dans la péritonite générale d'emblée, la douleur existe dans toute l'étendue de l'abdomen, souvent plus accusée à l'épigastre et à l'hy-

(1) Français, Du frisson dans l'état puerpéral. Paris, 1868, page 92.

pogastre. Dans la péritonite généralisée, d'abord limitée à l'excavation, ou à l'hypogastre, ou aux fosses iliaques, la douleur s'étend, un ou plusieurs jours après, à la totalité ou à une grande partie de la séreuse abdominale.

Les régions atteintes par l'inflammation sont douloureuses à la pression; les mouvements et les secousses de la toux réveillent ou exaspèrent la sensibilité abdominale et condamnent la malade à l'immobilité dans le décubitus dorsal; souvent, en même temps, existent des douleurs spontanées, aiguës, lancinantes, siégeant dans le bas-ventre et s'irradiant, par intervalles, dans tout l'abdomen. Mais quelque vives que soient ces douleurs, jamais nous ne leur avons trouvé l'intensité qu'elles acquièrent dans la péritonite aiguë non-puerpérale, ou la paroi abdominale est tellement sensible que les malades ont les jambes et les cuisses fléchies et ne peuvent supporter le poids des couvertures ou des pansements.

Sa durée est variable; elle conserve rarement plus de vingt-quatre à quarante-huit heures la même intensité. D'abord très-aiguë, elle devient de moins en moins vive, et finit par disparaître complétement quelques heures avant la mort, sous l'influence de la dépression générale, et non parce que l'exsudat devient purulent. Les malades sont dans un état de prostration telle qu'elles n'accusent plus de sensibilité à la pression quand celle-ci existe encore, comme il est facile de s'en assurer. Il suffit souvent, en effet, de déprimer légèrement la paroi abdominale pour voir la face se gripper et trahir ainsi l'existence de la douleur.

Elle se calme facilement, quel que soit le traitement employé: ventouses scarifiées ou sangsues, application de collodion ou de préparations opiacées sur le ventre.

Nous avons noté, une fois, une douleur à la pression le long du rebord des fausses côtes, indiquant l'extension de la phlegmasie au péritoine diaphragmatique (14e observation); une autre fois une douleur dans l'épaule et la main gauche chez une malade qui a guéri (18e observation). Ce fait est rare; car, comme le fait très-bien remarquer M. Depaul (1), les malades qui présentent ces douleurs péri-articulaires, qu'elles s'accompagnent ou non de rougeurs superficielles de la peau qui les recouvre, sont vouées à une mort presque certaine.

(1) Depaul, *loc. cit.*, page 38.

Elle ne se présente pas avec ces caractères dans toutes les épidémies, dans toutes les formes de la maladie. Churchill (1) a observé 5 ou 6 cas de péritonite vérifiée à l'autopsie, et dans lesquels il n'y avait ni douleur, ni même sensibilité ; il rapporte le résultat des recherches de Ferguson qui a trouvé :

19	malades n'ayant pas eu de douleurs.		
51	malades ayant eu des douleurs	pendant	1 jour.
48	—	—	2 jours.
18	—	—	3 —
6	—	—	5 —
5	—	—	7 —
4	—	—	8 —

« Les douleurs abdominales, dit M. Depaul (*loc. cit.*) sont très-variables par leur étendue, leur intensité ; elles sont nulles dans un certain nombre de cas, pendant toute la durée de la maladie, ou peuvent n'apparaître qu'à la fin ; quelquefois après avoir été portées à l'extrême, elles disparaissent tout à coup et font croire à une amélioration qui n'existe pas. »

L'insensibilité abdominale qui se déclare dans le cours de la maladie, lorsque l'état général devient plus grave, a été signalée comme un signe de mauvais augure. « En effet, elle indique, suivant l'observation de M. Béhier (2), non pas l'amendement des lésions abdominales, mais une dépression telle de l'économie que le système nerveux n'a plus la vitalité nécessaire pour répondre aux excitations par la perception de la douleur. »

Pouls. — Le pouls est fréquent dès le début des accidents, mais nous avons vu sa fréquence varier suivant que la péritonite était générale d'emblée ou qu'elle se généralisait après une ou plusieurs poussées. Dans le premier cas, il s'élève à 120 et dépasse même ce chiffre pendant toute la durée de la maladie ; dans le second, d'abord à 96, 100, 112, il progresse avec elle et presque toujours d'une façon régulière ; il est rare, en effet, de voir le nombre des pulsations diminuer pendant un ou deux jours sans qu'il y ait en

(1) Fleetwood Churchill, Traité des maladies des femmes, traduction de MM. Wieland et Dubrisey, page 991.

(2) Béhier, *loc. cit.*, page 541.

même temps une amélioration dans les autres symptômes. Chaque poussée est indiquée par une élévation du chiffre des pulsations, le pouls monte à 120, à 140 et ne descend plus au-dessous; dans les dernières heures qui précèdent la mort, sa fréquence est excessive, sa petitesse est extrême, on ne peut plus le compter. La maladie a-t-elle une issue favorable, le pouls diminue de fréquence, mais reste encore quelque temps assez élevé.

Nous avons toujours constaté le soir une accélération du pouls, variant de 4 à 16 pulsations; l'écart peut quelquefois être plus considérable, il peut même exister en moins, lorsqu'un paroxysme fébrile est survenu, soit avant la visite du soir, soit avant celle du matin.

Petit, serré, pendant la durée du frisson, le pouls se relève après, devient ample et large, quelquefois bondissant, mais ne conserve pas longtemps ces caractères; nous l'avons trouvé ensuite dur, tendu, résistant; puis petit, dépressible; enfin filiforme aux approches de la mort; nous ne l'avons jamais vu inégal, irrégulier.

D'après ces caractères, on voit combien grande est l'attention que l'on doit donner à son examen; il indique, en effet, d'une façon exacte quel est l'état de la maladie. « Suivant que la maladie marche vers la résolution ou s'aggrave, il diminue de fréquence en prenant de l'ampleur, ou va en s'affaiblissant et en augmentant de fréquence »)M. Jacquemier) (1). « L'accélioration du pouls, dans la fièvre puerpérale, dit M. Hervieux (*loc. cit.*), a des degrés mais est constante, elle donne la mesure de l'intensité du mal, progressant avec la lésion péritonéale et rétrogradant avec elle; survient-il une complication, pleurésie ou autre, la fréquence du pouls peut éprouver des redoublements indépendants de l'état du péritoine. Mais en dehors de toute complication, je signale à l'attention ce fait capital que la fréquence du pouls est proportionnelle au degré de la phlegmasie péritonéale. »

La température donne lieu aux mêmes remarques que le pouls; comme lui elle s'élève à mesure que la maladie progresse et peut-être même plus régulièrement. Froide pendant le frisson, la peau devient après, le siége d'une chaleur ardente, puis elle est chaude et sèche, cette sécheresse est quelquefois vive, incommode pour la

(1) Jacquemier, *loc. cit.*, page 633.

malade; elle donne à la main la sensation d'une chaleur âcre et mordicante. Dans les quelques heures qui précèdent la mort, la peau se couvre d'une sueur froide et visqueuse, les extrémités deviennent violacées.

Tube digestif. — L'état de la langue ne nous a présenté rien de caractéristique. Le plus souvent humide et blanche au début, elle rougit ensuite et se sèche à la pointe, puis la rougeur et la sécheresse s'étendent à tout l'organe. La soif est habituellement vive, l'anorexie complète. Nous avons constaté, une seule fois, du muguet dans la bouche et dans le pharynx.

Si j'excepte une première malade qui n'a pas eu de vomissements (obs. 10), et une seconde qui en a eu seulement deux (obs. 9), toutes les autres femmes ont eu des vomissements abondants. Ils se sont montrés à une époque plus ou moins éloignée du début suivant la forme de la maladie. Dans la péritonite générale d'emblée, nous les avons observés dès la fin du premier jour ou dès le deuxième jour; dans la péritonite primitivement localisée, nuls tant que la phlegmasie est restée limitée dans l'excavation, nous les avons vus apparaître lors de sa généralisation dont ils ont été un des meilleurs indices.

Les malades commencent par vomir après avoir bu, les vomissements sont aqueux et laissent déposer un mucus verdâtre, puis leur fréquence augmente, ils viennent et provoqués par la toux, par l'ingestion des liquides et spontanément; la quantité de bile qu'ils contiennent devient plus considérable, ils ressemblent à de l'eau d'épinards, ils sont porracés. Les vomissements porracés n'arrivent que dans les derniers jours de la maladie et indiquent un état des plus graves. Ils cessent habituellement dans les quelques heures qui précèdent la mort.

D'abord très-pénibles et douloureux, nécessitant une contraction énergique des muscles abdominaux, ils sont de plus en plus faciles, viennent enfin sans efforts comme par régurgitation.

Ils sont précédés de nausées, d'envies de vomir, de renvois; le hoquet a manqué dans la moitié des cas, son existence ne m'a point paru liée à celle d'une péritonite épigastrique. Une malade a rendu deux lombrics.

Dans un seul cas (obs. 15), la diarrhée existait avant le début des accidents; dans tous les autres elle s'est montrée du deuxième au cinquième jour de la maladie, soit spontanément, soit après l'administration d'un purgatif ou même d'un lavement simple. Les garde-robes étaient liquides, brunâtres ou noirâtres, souvent fétides, fréquentes sans jamais être très-abondantes; elles devenaient bientôt involontaires. Je n'ai jamais vu une diarrhée abondante coïncider avec des vomissements abondants, mais souvent une espèce d'alternance exister entre ces deux symptômes. Chez les femmes qui ont guéri, elle s'est montrée en même temps que l'amélioration et a persisté 2 fois pendant 8 jours, 1 fois pendant 14 jours.

M. Hervieux (*loc. cit.*) regarde les vomissements et la diarrhée comme solidaires, comme ne formant qu'un seul et même symptôme. Ils peuvent manquer dans quelques épidémies bénignes.

Tympanite. — La tympanite est un symptôme presque constant de la fièvre puerpérale. Tout à fait au début on observe un peu de tension de la paroi abdominale, celle-ci est moins souple, moins dépressible; ses muscles se contractent instinctivement pendant la palpation. La tension d'abord momentanée, puis permanente, s'exagère progressivement; en même temps le ventre devient plus gros, plus saillant, se ballonne; le ballonnement lui-même augmente et cesse d'être uniforme, on constate de légères saillies, ce sont les anses intestinales dilatées, volumineuses qui soulèvent la paroi et font relief à sa surface. Le ballonnement et la tension deviennent extrêmes à la fin de la maladie; cependant nous avons observé 4 fois une diminution de ces deux symptômes quelques heures avant la mort; si dans un cas l'excavation était remplie par un liquide purulent, dans les autres l'épanchement ne contenait qu'une très-petite quantité de pus.

La paroi percutée a toujours donné une résonnance tympanique; nous n'avons jamais trouvé de matité même à la partie inférieure, quoique plusieurs fois nous ayons constaté à l'autopsie une assez grande quantité de liquide dans la cavité abdominale. Un des premiers effets du ballonnement est de repousser l'utérus, les anses de l'intestin s'interposent à lui et à la paroi et empêchent de le limiter soit par la palpation, soit par la percussion. Dans les cas qui se sont terminés par la guérison, le ventre a commencé par devenir plus souple, dépressible, mais il est resté encore gros et saillant pendant plusieurs semaines.

A quoi tient cette tympanite ? Nous n'avons jamais trouvé de gaz dans la cavité péritonéale ; elle dépend donc du développement exagéré de l'intestin sous l'influence de l'hypersécrétion gazeuse dont il est le siége ; sous cette influence les parois intestinales qui prennent probablement part à la détente générale du système musculaire se laissent distendre, ne peuvent revenir sur elles-mêmes, et la paroi abdominale rendue molle et flasque du fait de la grossesse se prête également à ce développement exagéré (M. Jacquemier, *loc. cit.*).

Le ballonnement n'est pas dû seulement à la péritonite, car on l'observe aussi dans la phébite utérine, la séreuse abdominale étant entièrement saine.

Lochies, eschares vulvaires. — La suppression des lochies a été regardée pendant longtemps comme la cause productrice par excellence des maladies puerpérales ; aujourd'hui tous les médecins s'accordent à ne voir dans cette suppression qu'un effet et non une cause de ces maladies. Elles diminuent pendant le frisson, mais reviennent plus abondantes après, et continuent à couler jusqu'à la fin ; leur quantité diminue progressivement, elles sont à peine marquées aux approches de la mort. La plupart de nos malades ont eu des lochies fétides dans le cours ou à la fin de la péritonite, une seule avant l'apparition des premiers accidents. Cette femme avait perdu beaucoup de sang après l'accouchement et des caillots restés dans l'utérus y avaient subi un commencement de putréfaction. Deux fois les lochies contenaient des pseudo-membranes grisâtres et fétides.

Nous avons vu souvent des taches gangréneuses ou diphthéritiques sur les éraillures et les déchirures de la vulve. La surface des plaies des petites lèvres et du périnée était recouverte par des plaques épaisses, molles, grisâtres, fétides, ou par des pseudo-membranes minces, blanchâtres, analogues aux productions de la diphthérite. Une seule fois elles existaient en même temps sur des exulcérations de la paroi abdominale dues à l'éruption hydrargyrique.

Seins. — On sait que dans les deux premiers jours qui suivent l'accouchement, souvent même pendant la grossesse, les seins donnent par la pression, par la succion, un liquide épais, sirupeux, jaunâtre, auquel on donne le nom de colostrum. Du troisième au quatrième jour des suites de couches, la nature de ce liquide change, sa coloration jaunâtre disparaît, il devient blanc; sa consistance n'est plus la même, il devient moins épais; en même temps que ces modifications ont lieu dans le liquide sécreté par les seins, ceux-ci augmentent de volume, sont durs, tendus, souvent douloureux.

Ces changements ne s'opèrent pas, ou n'ont lieu que d'une façon incomplète chez les femmes prises de fièvre puerpérale. La maladie débute-t-elle le premier, le deuxième jour après l'accouchement, on n'observe ni gonflement, ni tension des seins, les veines sous-cutanées s'affaissent, le liquide reste jaunâtre et devient bientôt incolore. Si l'invasion n'a lieu que le troisième jour, et surtout que les quatrième ou cinquième jours des suites de couches, les phénomènes mentionnés plus haut se sont déjà produits, les seins restent tuméfiés, durs, quelquefois douloureux pendant les premiers jours de la maladie, puis ils s'affaissent, le lait devient aqueux. Si la maladie guérit rapidement, la sécrétion lactée pourra se reproduire; mais si sa durée se prolonge, cette sécrétion est tarie et ne reparaît plus pendant la convalescence.

Respiration. — Pendant le frisson, la respiration s'élève en même temps que le pouls et la température, mais cette accélération disparaît à la fin de la période de réaction. Elle peut être plus ou moins fréquente, mais nous ne l'avons jamais vue dépasser 44 par minute, quoique deux fois nous ayons constaté des complications du côté des organes thoraciques. L'accélération de la respiration s'établit à une époque variable de la maladie, dès le début dans la péritonite générale d'emblée, plus tard à l'époque de la généralisation dans la péritonite primitivement partielle. Le nombre des respirations s'élève à mesure que la maladie progresse. En même temps la femme accuse une sensation pénible d'étouffement, de pesanteur sur le sternum.

A l'état normal, le diaphragme se déprime dans l'inspiration, refoule les viscères contenus dans l'abdomen, dont il soulève en même temps la paroi; l'immobilité de cette paroi dans l'inspiration est un des premiers effets de l'extension de la phlegmasie à la partie supérieure du ventre.

La tympanite et la péritonite ont certainement une grande influence sur la gêne de la respiration, mais il ne faut pas attribuer celle-ci à ces causes seules ; car, comme le fait remarquer M. Depaul (1), on observe ces mêmes phénomènes au même degré chez les femmes qui n'ont pas de péritonite, dont le ventre est souple et plat jusqu'à la fin. Il y a avant tout, un trouble profond de l'hématose.

Altération des traits. — Pendant le frisson, les traits sont altérés, les yeux légèrement caves, les lèvres violacées, la face exprime une souffrance, une anxiété profondes ; mais survient la période de réaction et ces caractères disparaissent, la face s'anime. Pendant la première période, quand les douleurs sont vives, elle est comme revenue sur elle-même, elle semble diminuée de volume, les yeux s'enfoncent dans l'orbite, le nez s'effile ; survient-il des douleurs plus aiguës, cette altération des traits s'accentue davantage, la face se grippe. Dans la deuxième période, elle est immobile, le regard est éteint, la physionomie exprime un état d'oppression, d'indifférence complète ; la peau est jaunâtre, terreuse, mais les sclérotiques ne sont pas ictériques, les yeux s'enfoncent de plus en plus dans l'orbite, s'entourent d'un cercle noir ; les lèvres et les joues sont violacées, et la mort arrive. Chez plusieurs malades, c'est dès le début même que le regard devient fixe, que la face est sans expression, que la peau est marbrée, plombée.

Troubles cérébraux. — Ils ont été nuls ou peu marqués. Quelques malades étaient légèrement agitées, parlaient seules, remuaient continuellement dans le lit, se levaient ; à l'agitation, au délire loquace, succédait un état d'assoupissement alternant d'abord avec les symptômes précédents, puis restant seul jusqu'à la fin ; plusieurs se trouvaient mieux, voulaient sortir, demandaient à manger, et comme l'a constaté M. Hervieux, ce délire de l'estomac précède de près le délire cérébral. Dans un cas de fièvre puerpérale insidieuse, nous avons trouvé des hallucinations de la vue et de l'ouïe. Malgré ces troubles divers des facultés intellectuelles les réponses étaient nettes et précises, la connaissance habituellement entière jusqu'à la fin.

Le sommeil était souvent troublé par les douleurs abdominales et par l'agitation qui venait principalement pendant la nuit.

(1) Depaul, *Loc. cit.* page 37.

Durée, terminaison. — Sur 29 cas graves, 25 se sont terminés par la mort. Celle-ci est arrivée à une époque variable, suivant la forme des accidents; dans la péritonite générale d'emblée, 2 fois le troisième jour, 1 fois le cinquième; dans la péritonite généralisée, 2 fois le quatrième jour, 1 fois le cinquième, 5 fois le sixième, 1 fois le huitième, 3 fois le neuvième, 1 fois le treizième, 1 fois le vingtième; ces différences dans la durée de la maladie dépendent surtout de l'époque de la généralisation.

Dans la dernière période les malades étaient assoupies sans délire, sans agitation, immobiles dans le décubitus dorsal, indifférentes à ce qui se passait autour d'elles, la face cyanosée, les lèvres et les extrémités violacées, le regard éteint, les yeux caves et cernés, les narines pulvérulentes, la langue sèche, souvent couverte de fuliginosités, les vomissements étaient suspendus, le pouls petit, filiforme et insensible, la peau froide, puis la mort arrivait presque subitement. Je signalerai un symptôme fourni par l'examen des veines sous-cutanées, sur lequel M. Hardy a appelé mon attention et qui est un indice des plus graves. Les veines sous-cutanées du tronc et des membres supérieurs et inférieurs sont légèrement saillantes, se dessinent sur la peau par leur coloration bleuâtre ou noirâtre; elles sont indolores, on ne sent sur leur trajet ni coagulum, ni nodosité. Ces caractères sont surtout marqués aux membres supérieurs. Ils se montrent habituellement un ou deux jours avant la mort, rarement seulement quelques heures auparavant. A l'autopsie, nous avons trouvé une coloration rougeâtre, livide de la membrane interne des veines, coloration due à l'imbibition existant sans aucune autre altération des parois.

En résumé, d'après la description que je viens de faire des symptômes propres aux formes d'accidents puerpéraux que nous avons observés, nous voyons que le diagnostic a toujours été facile entre la péritonite générale d'emblée et la péritonite généralisée; dans ce dernier cas, l'altération des traits, l'accélération du pouls et de la respiration, le ballonnement du ventre, l'extension et l'acuité de la douleur, l'apparition des vomissements ont été des indices certains de cette généralisation. Quant à la fièvre puerpuérale latente insidieuse, le diagnostic en a été très-difficile, les symptômes abdominaux et digestifs ont été à peine marqués et ont varié avec chaque malade; les symptômes généraux seuls, la fréquence et la petitesse du pouls, les troubles cérébraux, l'expression de la face nous ont indiqué la gravité de l'affection puerpérale sans nous renseigner sur sa nature intime.

J'ai rapporté plus haut une observation de diathèse purulente chronique et nous avons vu que la maladie s'était terminée par la guérison. Déjà, en 1866, dans le service de M. Potain, j'avais pu suivre de près un cas semblable, chez une jeune fille qui fut prise d'une péritonite grave dans les premiers jours des suites de couches, en même temps que les symptômes du côté du ventre allaient en s'améliorant, se développaient de nombreux abcès dans le tissu cellulaire sous-cutané, dans l'espace de cinq à six mois cette malade a eu plus d'une soixantaine d'abcès, la plupart peu volumineux, son amaigrissement était devenu excessif et cependant elle est sortie guérie de l'hôpital Necker.

Dans la thèse de M. Charles Hélot (1), j'en trouve un nouvel exemple également suivi de guérison : « J'ai pu observer pendant une épidémie qui sévissait à l'Hôtel-Dieu de Rouen, une femme qui, après avoir présenté quelques symptômes du côté du ventre, qui cédèrent assez rapidement, eut dans l'espace de six semaines ou deux mois, quinze ou vingt abcès sous-cutanés, dont le plus gros ne dépasse pas le volume d'un œuf de poule. On crut un moment qu'elle succomberait à la colliquation, qui s'était emparée d'elle, mais elle se remit peu à peu et sortit guérie après une longue convalescence. » M. Métivier (2) donne dans sa thèse l'observation d'une femme qui, après avoir eu des symptômes de péritonite, fut atteinte d'arthrites multiples dans les articulations de la main, et de suppurations nombreuses dans le tissu cellulaire de la fesse et des membres supérieurs et inférieurs. Autre fait emprunté à M. Sieffermann (3): Une femme prise de péritonite, vit celle-ci s'améliorer,

(1) Charles Hélot, De la fièvre puerpérale. Thèse, Paris, 1858, page 24.

(2) Métivier, Aperçu sur la nature de la fièvre puerpérale, thèse. Paris, 1860.

(3) Siefferman, thèse citée. Strasbourg, 62.

puis elle présenta les accidents suivants : érysipèle des parois abdominales, frissons et diarrhée, signes d'infection suite de suppuration, collection purulente dans l'excavation pelvienne s'ouvrant dans la vessie, convalescence, abcès dans la hanche, la fesse et les parois thoraciques, phlébite superficielle des membres inférieurs, guérison définitive.

Cette forme paraît très-grave, les malades semblent vouées à une mort certaine, et cependant la guérison paraît en être la terminaison habituelle, si j'en juge par les deux cas que j'ai observé et les trois autres dont j'ai pu trouver la description.

ANATOMIE PATHOLOGIQUE.

Les altérations que nous avons constatées du côté du péritoine sont multiples, nous les décrirons dans l'ordre suivant : vascularisation de la séreuse, aspect différent de sa surface, pseudo-membranes, épanchement.

L'injection se présente sous forme de stries, d'arborisations ; elle est plus ou moins marquée, ici rosée, là d'un rouge vif. Elle existe et sur la paroi et sur les viscères, et siége dans le tissu cellulaire sous-péritonéal, comme il est facile de s'en assurer en détachant la séreuse. Son étendue varie avec la forme de la maladie, elle occupe tantôt une grande partie du péritoine, tantôt sa totalité. Son intensité n'est pas la même dans tout l'abdomen ; elle est plus prononcée sur les parois intestinales et sur l'épiploon, où l'on trouve quelquefois des ecchymoses, sur l'utérus et ses annexes que sur les autres parties de la séreuse. Si la péritonite a été générale d'emblée, toutes les lésions sont partout au même degré ; mais l'inflammation a-t-elle marché par poussées successives, la vascularisation est moins prononcée dans les parties prises les premières ; ainsi, nous avons vu dans huit cas de pelvi-péritonite généralisée une injection légère dans la cavité alvo-pelvienne, par laquelle l'inflammation avait débuté, et une injection beaucoup plus vive dans les régions de la séreuse, prises en dernier lieu.

Quelle est la cause de ce fait important à signaler ? M. Jacquemier (*loc. cit.*) admet que la rougeur disparaît quand l'épanchement est formé, et M. Hervieux (*Gazette des Hôpitaux*, 68) que l'injection a disparu ou diminué après la mort, sous l'influence de la présence du liquide. Cette diminution de l'injection existe également dans les péritonites déjà un peu anciennes.

La séreuse est de plus dépolie et irrégulière, sa surface humide et poisseuse paraît recouverte d'une matière visqueuse ; cette matière est plus abondante sur les intestins, dont les anses volumineuses, dilatées, sont agglutinées entre elles et avec la paroi abdominale par son intermédiaire. L'adhérence est molle et cède à la moindre traction. On trouve cet enduit au début, et à une période avancée de la maladie.

On observe en outre des pseudo-membranes molles, d'une épaisseur variable, blanchâtres ou d'un blanc jaunâtre, suivant qu'elles sont plus ou moins infiltrées de pus. Elles nagent dans le liquide ou sont déposées à la surface des viscères. Quand la phlegmasie est générale, on les rencontre dans tout l'abdomen, à la face inférieure du diaphragme, sur les faces convexe et concave du foie, sur la rate et les intestins; si la phlegmasie est partielle, elles existent seulement au niveau des parties enflammées. Dans la cavité alvo-pelvienne elles sont plus nombreuses, surtout sur les faces antérieure et postérieure de l'utérus, sur les ligaments larges et les ovaires qu'elles recouvrent comme d'une enveloppe pseudo-membraneuse.

La péritonite est dite sèche quand on observe seulement ces lésions. Mais le plus souvent, on trouve en même temps à l'ouverture de la paroi abdominale un épanchement plus ou moins abondant, rarement cependant considérable. Son aspect varie suivant la hauteur à laquelle on l'examine : à la partie supérieure, il est limpide, séreux ; plus bas, il est trouble, lactescent, séro-purulent ; à la partie inférieure, il est entièrement formé de pus ; les proportions de la sérosité et du pus varient avec chaque malade dans une même épidémie. Dans deux cas de péritonite générale d'emblée, nous avons constaté la présence du pus seulement dans le cul-de-sac recto-utérin ; mais à cause de la tendance du pus à gagner les parties déclives et de l'âge des altérations concomitantes, nous n'avons pas vu là une preuve que cette région ait été envahie antérieurement aux autres.

Dans l'épanchement sont tenus en suspension des flocons purulents que l'on trouve aussi le long du mésentère, entre les anses de l'intestin.

Les altérations anatomiques ont été huit fois sur dix plus avancées, plus anciennes, dans la cavité alvo-pelvienne ; cette cavité communiquait largement avec l'abdomen, ou en était séparée par plusieurs anses de l'intestin reliées entre elles et à la paroi par des fausses membranes épaisses ; une fois, l'S iliaque faisait partie de la paroi supérieure du kyste ; une autre fois, nous y avons trouvé le cæcum et son appendice. Quant au kyste, il peut occuper toute l'excavation, ou sa partie postérieure, le cul-de-sac recto-utérin, ou seulement sa partie droite (14e observation).

Le péritoine qui le tapisse est blanchâtre, épais, entièrement recouvert de pseudo-membranes jaunâtres, quelquefois tomenteuses, irrégulières et chagrinées à leur face interne ; je ne puis mieux décrire cette dernière variété qu'en empruntant à M. Béhier (1) la description qu'il donne d'un cas semblable de péritonite circonscrite : « De la paroi du cul-de-sac recto-vaginal se détachent des filaments pseudo-membraneux longs de 1 à 2 centimètres, dentelés sur leurs bords et flottants par leur extrémité libre au milieu de l'épanchement qui remplit cette cavité ; le péritoine de cette région revêt exactement l'aspect du péricarde recouvert de fausses membranes à surface villeuse, aspect qu'on a comparé au deuxième estomac des ruminants. »

Quant au phlegmon purulent diffus sous-péritonéal si bien décrit par M. Cruveilhier (2), nous ne l'avons observé que dans le tissu cellulaire intermédiaire à la face postérieure de l'utérus et à la séreuse et dans le tissu cellulaire des ligaments larges.

C'est donc dans le bassin et au voisinage de l'utérus que les lésions sont les plus avancées. Sur 133 autopsies, M. Béhier (3) a trouvé 114 fois le péritoine enflammé, 45 fois les lésions péritonéales étaient bornées à l'un des points de l'appareil utérin, 36 fois l'inflammation était plus étendue sans être cependant généralisée ; mais alors les altérations étaient plus marquées au niveau de l'utérus et de ses annexes. Faut-il voir dans ce fait la preuve que les lésions péritonéales sont toujours consécutives et subordonnées aux altérations de l'appareil utérin ? Il me paraît

(1) Béhier, Clinique médicale, page 615, observation 4 *bis*.

(2) Cruveilhier, De la fièvre puerpérale à l'Académie de médecine, page 135.

(3) Béhier, *loc. cit.*, page 502.

difficile de l'admettre d'une manière générale; deux fois, en effet, à côté d'altérations très-prononcées du côté du péritoine, nous n'avons trouvé d'autre lésion dans le tissu utérin qu'une injection partielle de la membrane interne de quelques sinus; de son côté, M. Hervieux a rapporté (*Gazette des Hôpitaux*, 1867) plusieurs autopsies dans lesquelles l'utérus et ses annexes étaient entièrement sains et les altérations bornées au péritoine.

Utérus. — Le corps de l'utérus était volumineux, mesurant de 11 à 18 centimètres de hauteur. Deux causes expliquent ces dimensions considérables: d'abord, la mort arrive peu de temps après l'accouchement; puis, sous l'influence de la phlegmasie à laquelle la matrice participe souvent, le travail de résorption des éléments développés dans son tissu pendant la grossesse, est interrompu.

Nous avons décrit les altérations que présente sa face externe, en examinant l'état du péritoine de l'excavation pelvienne. La face interne était, dans la moitié des cas, baignée par une bouillie noirâtre ou rougeâtre, non adhérente, qui s'enlevait sous un filet d'eau, et laissait à nu les fibres musculaires de la couche interne. Au milieu de cette matière sanguinolente, nous avons vu quatre fois des lambeaux pseudo-membraneux, grisâtres, fétides, légèrement adhérents, principalement au niveau de la sérotine. Dans l'autre moitié des cas, la cavité utérine était tapissée par un mucus jaunâtre purulent.

En même temps, au niveau de l'insertion placentaire, on trouvait la sérotine baignée et infiltrée par le même mucus purulent; par la pression, on en faisait sortir des gouttelettes de pus. Les cotylédons étaient ramollis, peu saillants; dans les sinus correspondants, existaient des caillots mous, noirâtres, et une coloration rougeâtre de la membrane interne limitée à cette région. Une seule fois (3e observation), les parois veineuses étaient injectées, épaissies, irrégulières et dépolies à la surface; les caillots contenus étaient noirâtres ou grisâtres. Dans les autres autopsies, les cotylédons étaient fermes, plus ou moins saillants; en les incisant, on trouvait dans les veines utérines des caillots anciens, fibrineux, durs, décolorés, adhérents et oblitérant le calibre du vaisseau.

Le tissu propre de l'utérus conserve sa coloration normale; tantôt il est ferme et dense; tantôt il est ramolli et se laisse facilement déchirer. Une fois, nous avons observé à la superficie de l'organe, une petite quantité de pus infiltré au milieu même des fibres musculaires en dehors des vaisseaux. Deux fois, la membrane interne des sinus des bords de l'utérus était d'un rouge livide, cette coloration ne s'enlevait point par le lavage ; au niveau des parties injectées existaient dans un de ces cas des caillots noirâtres, non consistants ; chez ces deux femmes nous n'avons pas trouvé de traces de pus, malgré de minutieuses recherches, ni au voisinage de l'insertion du placenta ou des trompes, ni le long des bords de l'utérus ou près du col.

Dans les autres cas, les sinus contenaient une matière concrète, d'une consistance molle, d'une teinte jaunâtre plus ou moins marquée, étalée en membrane ou enroulée en flocons, non adhérente, formée de fibrine infiltrée de pus, assez épaisse, assez dense pour s'enlever avec le manche d'un scalpel. Jamais nous n'avons vu le pus entièrement liquide. Les parois étaient d'un blanc mat, polies, régulières, sans injection aucune, sans altération soit de la membrane interne, soit des parties environnantes; quelquefois elles étaient un peu dilatées, mais la dépression était libre, non enkystée, allongée, sans valvules dans le voisinage. Le siége le plus fréquent de ces lésions était le long des bords de l'utérus, près du col et près de l'insertion des trompes, mais dans l'épaisseur même du tissu de l'organe.

Le col utérin présentait souvent des éraillures et des déchirures multiples ; son tissu était ferme, noirâtre, cette coloration était due à une infiltration sanguine consécutive à l'accouchement. Jamais nous n'y avons trouvé de pus.

D'où vient le pus contenu dans les sinus ? On ne peut supposer une thrombose veineuse, que le coagulum soit spontané ou qu'il résulte du mélange du sang avec la matière morbifique contenue dans l'utérus ; il n'y a rien, en effet, dans cette concrétion purulente qui ressemble à la matière puriforme consécutive à la dégénérescence d'un caillot. Peut-on admettre une résorption du pus qui tapisse la face interne de l'utérus? Mais, comme le remarque M. Béhier, il y a une grande différence d'aspect entre le pus contenu dans la veine et celui que renferme la cavité utérine ; il faudrait admettre que ce dernier se filtrerait pour passer pur dans l'intérieur des sinus. Mais où serait l'organe faisant fonction de filtre? Que le pus ait été formé dans une autre partie, il faut toujours admettre qu'il provient d'un point quelconque de l'utérus. Fergusson a observé également que, dans un certain nombre de cas, on ne peut découvrir une lésion dans les veines, et cependant on y trouve un liquide anormal. Churchill (1) a constaté les mêmes faits. M. Béhier (2) pense avec Dance et Tonnelé que l'absence d'altération des parois ne prouve nullement qu'il n'y ait pas inflammation de la face interne de ces vaisseaux. M. Jacquemier (3) admet que, lorsqu'il existe une grande tendance à la suppuration, le pus se forme sans laisser de traces évidentes d'inflammation.

Annexes de l'utérus. — Les ovaires sont souvent volumineux, ramollis et injectés dans leur partie médullaire; on y trouve fréquemment du pus concret formant de petites collections purulentes au milieu du tissu cellulaire de l'organe et une infiltration purulente, jaunâtre, de ce même tissu dans le voisinage du hile. Une seule femme nous a présenté des traces du corps jaune de la grossesse.

Le pavillon et la muqueuse des trompes sont injectés; leur cavité renferme un liquide muqueux, blanchâtre.

Les veines utéro-ovariennes contiennent des caillots de formation récente, non adhérents, bouchant incomplétement le calibre du vaisseau et donnant à la membrane interne une coloration rougeâtre due à l'imbibition. Une seule fois les caillots étaient grisâtres, mélangés de pus, mais les parois étaient intactes.

Une fois également les vaisseaux lymphatiques étaient dilatés, variqueux, pleins d'un liquide d'un blanc-jaunâtre; on les suivait des bords de l'utérus aux ganglions lombaires qui étaient volumineux et injectés.

Ligaments larges. — L'infiltration purulente du tissu cellulaire des ligaments larges est à peu près constante; je ne l'ai vue manquer qu'une fois, et le pus était alors infiltré dans le tissu intermédiaire aux fibres musculaires de l'utérus et au péritoine dans le voisinage

(1) Churchill, *loc. cit.*, page 1,018.

(2) Béhier, *loc. cit.*, page 507.

(3) Jacquemier, *loc. cit*, de la métro-péritonite puerpérale.

du vagin. On l'observe souvent des deux côtés à la fois, mais elle est plus prononcée du côté droit. Son siége habituel est le long des bords de l'utérus, à la partie inférieure du corps, près du col; de là elle se dirige tranversalement en dehors, le long des vaisseaux utéro-ovariens, le long des trompes. Deux fois nous avons remarqué en même temps du pus infiltré dans le tissu cellulaire sous-péritonéal, derrière l'ovaire droit.

Elle se présente sous forme de plaques allongées, irrégulières, consistantes, tuméfiées, formées par le tissu cellulaire infiltré par un liquide d'abord louche, puis opaque, jaunâtre, à un degré plus avancé par du pus que l'on peut faire sortir par la pression; jamais je n'ai observé une transformation purulente complète, mais plusieurs fois de petits abcès, contenus dans les mailles du tissu cellulaire; pas de traces d'inflammation autour, pas d'induration, pas de rougeur, pas d'injection périphérique. Adossé aux fibres musculaires de l'utérus, le pus leur communique une teinte louche, jaunâtre.

Cette infiltration a été décrite par Pirogoff sous le nom d'œdème aigu purulent, par Virchow (1) sous celui de paramétrite puerpérale diffuse. Cet auteur désigne par le nom de paramétrite l'inflammation du tissu cellulaire sous-péritonéal qui entoure l'utérus et se continue avec celui des ligaments larges. Il admet trois degrés à la maladie : un premier, qu'il n'a jamais pu constater ; un deuxième, caractérisé par une tuméfaction légère, trouble du tissu cellulaire, par des traînées d'un blanc opaque ; dans un troisième le tissu forme une gelée fibrineuse dont on fait sortir un peu de pus par la pression ; il est également tuméfié. Sous l'influence de la constitution épidémique, il se forme quelquefois des suppurations abondantes, un vrai phlegmon diffus, principalement dans les formes les plus graves des affections puerpérales.

La muqueuse de la fin de l'intestin grêle, du cæcum et du côlon était souvent injectée et épaissie ; l'estomac contenait une bile épaisse, analogue aux matières vomies ; la rate volumineuse était souvent ramollie et plusieurs fois jusqu'à la diffluence ; le foie gras, également volumineux, dans quelques cas moins dense qu'à l'état

(1) *Arch. gén. de méd.*, 5e série, tome XXI.

normal, nous a présenté une fois une coloration verdâtre superficielle de son tissu propre, surtout accusée à la face inférieure.

Dans un seul cas, la plèvre était le siége d'un épanchement peu abondant de sérosité sanguinolente ; elle était en même temps légèrement injectée. Les poumons étaient souvent engoués à leur partie inférieure.

Dans presque tous les cas le sang contenu dans le ventricule droit, les veines caves et l'artère pulmonaire était liquide, non coagulé ; mais sa consistance était épaisse, sirupeuse, sa coloration d'un rouge livide. Cette couleur était aussi celle de l'endocarde qu'elle avait pénétré par imbibition.

Nous n'avons jamais trouvé d'abcès métastatiques. MM. Béhier et Tarnier ont également constaté que leur formation est exceptionnelle relativement au nombre des phlébites.

SECONDE PARTIE

Considérations sur l'étiologie des maladies puerpérales.

Les affections puerpérales, quelque nombreuses qu'elles soient, ont toutes un caractère qui leur est commun. Quels que soient les symptômes sous lesquels elles se présentent pendant la vie, quelque diverses et multipliées que soient les lésions que l'on observe après la mort, on trouve presque toujours du pus à l'autopsie. Les cas où l'altération du sang existe seule, sans autre lésion appréciable, sont très-rares. Ainsi, ces maladies ont toutes entre elles un rapport commun, c'est la tendance à la production du pus.

Cette tendance a été signalée par tous les auteurs, quelques-uns même en ont fait un caractère distinctif de la fièvre puerpérale. M. Voillemier (1) regarde cette fièvre comme une maladie générale, anatomiquement caractérisée par la présence du pus dans l'économie et propose de remplacer le nom de fièvre puerpérale par celui de fièvre pyogénique. Pour M. Dufresne (2), la fièvre puerpérale n'est autre chose que la diathèse purulente des femmes en couches. Dans une très-bonne thèse soutenue en 1858 (3), M. Charles Hélot indique également la formation du pus dans l'économie comme étant le caractère spécial de cette fièvre.

A ce premier caractère vient s'en ajouter un second non moins important qui a fait donner à ces affections le nom de puerpérales : elles se développent dans des conditions identiques, dans l'état puerpéral. Faut-il regarder comme une exception à cette règle les quelques cas qui ont été rapportés d'accidents puerpéraux se dévelop-

(1) Voillemier, *Journ. des conn. méd.-chirurg.*, 1840.
(2) Dufresne, De la fièvre puerpérale, thèse. Paris, 1846.
(3) Hélot. Thèse déjà citée.

pant chez la femme enceinte, chez la femme à l'époque des règles, [observations de MM. Depaul (1) et Tarnier (2)] ? Je ne le crois pas. D'abord, de nombreux rapports existent entre ces différents états dans lesquels peut se trouver la femme; ce sont ces rapports non moins que les exceptions que je viens de mentionner, qui ont engagé M. Tarnier (3) à étendre la puerpéralité, non-seulement à la grossesse et à la lactation, comme l'avait déjà fait M. Monneret (4), mais encore à la menstruation. Puis ces faits se sont tous produits dans des circonstances semblables, chez des femmes placées au milieu d'un foyer d'infection, soignant des accouchées malades.

En tête des conditions spéciales dans lesquelles se trouve la femme nouvellement accouchée, je dois placer les changements survenus dans la composition du sang: le chiffre des globules diminue et descend en moyenne à la fin de la grossesse à 104; la fibrine, au contraire, augmente et d'autant plus que l'on se rapproche davantage de l'accouchement; vers la fin du dernier mois sa moyenne est de 4,3 pour 1,000; en même temps diminution de l'albumine, augmentation du sérum devenu moins riche en sels (5). Ajoutons à ces changements apportés par la grossesse à la composition du sang, les fatigues de l'accouchement, l'hémorrhagie qui l'accompagne souvent, les modifications survenues chez la femme par le fait de la délivrance, et nous aurons les causes qui expliquent la tendance à la suppuration qui caractérise les affections puerpérales.

Toute maladie se développant dans l'état puerpéral ne se termine pas nécessairement par suppuration; j'ai eu l'occasion d'observer en 1867, dans le service d'accouchements de Saint-Louis, plusieurs cas de pleurésie simple chez des nouvelles accouchées; les symptômes locaux ont été très-accusés, les symptômes généraux ont fait défaut, ces pleurésies n'ont pas suppuré, elles ont guéri rapidement. Quoique survenant dans l'état puerpéral, elles n'ont pas été influencées par cet état, elles n'étaient pas puerpérales. M. Hardy a souvent

(1) Depaul, Discussion sur la fièvre puerpérale à l'Académie de médecine, séance du 2 mars 1858.

(2) Tarnier, De la fièvre puerpérale observée à la Maternité, page 83.

(3) Tarnier, *loc. cit.*, page 3.

(4) Monneret, Traité de pathologie générale, tome II. Paris, 1857.

(5) Cazeaux, Traité d'accouchements revu par Tarnier, 1867.

appelé notre attention sur ces faits importants au point de vue du pronostic et du traitement.

Les conditions physiologiques dans lesquelles se trouvent la femme qui vient accoucher à l'hôpital et celle qui accouche à domicile étant identiques, pourquoi les maladies sont-elles plus fréquentes chez la première que chez la seconde? Pourquoi la mortalité des femmes en couches est-elle plus élevée dans les hôpitaux qu'en ville? Un certain nombre de causes ont été invoquées pour expliquer cette différence, elles peuvent être rangées sous deux chefs : 1° les causes individuelles, propres aux femmes qui accouchent dans les hôpitaux; 2° les causes générales, propres au milieu dans lequel elles se trouvent placées.

Parmi les causes individuelles j'examinerai successivement l'état civil, l'âge, la santé antérieure, la santé pendant la grossesse, le nombre de grossesses antérieures, la misère physique et morale, l'influence du séjour à l'hôpital avant l'accouchement, le travail et ses complications.

Etat civil. — Les femmes qui accouchent dans les hôpitaux sont ou des filles-mères ou des femmes mariées; suivant qu'elles appartiennent à l'une ou à l'autre de ces deux catégories, leur mortalité est plus ou moins élevée. Les documents statistiques s'accordent tous pour établir la mortalité plus élevée des filles-mères. Je reproduis ici les relevés de MM. Tarnier et Trélat, qui ont été communiqués à la Société de chirurgie (1).

Le relevé de M. Tarnier comprend les années 1861, 1863, 1865.

En 1861, femmes mariées : 342 accouchements, 29 décès;
Proportion : 1 décès sur 11,79.
Filles-mères : 1,773 accouchements, 219 décès;
Proportion : 1 décès sur 8,10.
En 1863, femmes mariées : 404 accouchements, 39 décès;
Proportion : 1 décès sur 10,36.
Filles-mères : 1,602 accouchements, 237 décès;
Proportion : 1 décès sur 8,10.
En 1865, femmes mariées : 276 accouchements, 29 décès;
Proportion : 1 décès sur 9,51.
Filles-mères : 1,254 accouchements, 281 décès;
Proportion : 1 décès sur 4,44.

(1) Discussion sur l'hygiène des maternités, Société de chirurgie, 1866.

Le tableau de M. Trélat comprend une période de dix années, de 1855 à 1864. Voici sa moyenne générale : femmes mariées, 1 décès sur 16,15 ; filles-mères, 1 décès sur 11,14. La différence n'est pas aussi élevée qu'elle devrait l'être ; car, comme le fait remarquer M. Trélat, sous la rubrique *Femmes mariées*, on comprend un nombre variable de femmes veuves ou séparées d'avec leur mari et vivant dans les mêmes conditions que les filles-mères.

Cette cause prédisposante n'a pas en réalité toute l'importance qu'elle paraît avoir ; en effet, la mortalité des femmes mariées, quoique moins considérable que celle des filles-mères, dépasse encore de beaucoup celle des femmes accouchées à domicile ; d'un autre côté, à certaines époques de l'année, toutes guérissent, qu'elles soient filles-mères ou femmes mariées. Cette cause est d'ailleurs multiple ; la détresse physique et morale contribue pour beaucoup à son influence. La détresse physique est beaucoup plus grande pour les filles-mères que pour les femmes mariées.

Parmi les premières, quelques-unes ont fui la campagne pour venir à Paris cacher leur grossesse, sans ouvrage elles attendent au milieu de privations l'époque de l'accouchement ; d'autres, quoique habitant Paris, abandonnent leurs travaux habituels, soit qu'elles veuillent également cacher leur état, soit qu'elles ne puissent plus travailler : dans ce cas encore c'est une vie de misère et de privations quelquefois pendant plusieurs mois. A la détresse physique s'ajoute la détresse morale, la honte de la grossesse, les tourments dont leur enfant est la cause, qu'elles se décident à le garder ou à l'abandonner. Cette influence morale a une grande valeur, comme le prouvent deux catégories de faits d'observation journalière que M. Hervieux (1) a rapportés : on voit d'un côté des filles venant d'abandonner leur enfant tomber malades le lendemain du jour où elles ont pris cette résolution ; d'un autre côté, des filles décidées à abandonner leur enfant atteintes d'accidents sérieux, inquiétants, se rétablir rapidement à partir du jour où on les en a débarrassées.

Cette influence de la détresse varie suivant que la fille ou la femme est primipare ou multipare ; très-réelle sur les filles primipares désillusionnées pendant la grossesse et tourmentées après l'accouchement

(1) Hervieux, Étiologie et prophylaxie des épidémies puerpérales.

pour leur enfant, elle est à peu près nulle sur les filles multipares. Cette influence a une action inverse chez les femmes mariées qui voient, avec le nombre des enfants, augmenter les charges de leur mari et les leurs. Le tableau suivant, emprunté à M. Oscar Commenge (1) prouve la valeur de cette distinction : sur 78 accouchées, 43 étaient filles et primipares, 20 filles et multipares, 15 femmes mariées.

43 primipares : 25 atteintes d'accidents puerpéraux graves, 6 d'accidents légers, 12 pas d'accidents.

20 multipares : 3 atteintes d'accidents puerpéraux graves, 5 d'accidents légers, 12 pas d'accidents.

15 femmes mariées : 6 atteintes d'accidents puerpéraux graves, 3 d'accidents légers, 6 pas d'accidents.

Age. — Quelle est en réalité l'action de l'âge sur la mortalité puerpérale ? Il paraît établi que la période la moins dangereuse est celle de la plus grande fécondité. Duncan (d'Édimbourg) (2) indique la période de 25 à 35 ans comme étant la plus favorable ; au-dessus de 35 ans la mortalité serait un peu plus élevée, mais beaucoup moins que de 15 à 25 ans. M. Hugenberger est arrivé à des résultats opposés quant à l'influence de la jeunesse comparée à celle d'un âge avancé. Voici le résultat des observations qu'il a faites à l'Institut des sages-femmes de Saint-Pétersbourg, séparant, en même temps, la primarité de la multiparité.

MORTALITÉ DE LA FIÈVRE PUERPÉRALE AUX DIFFÉRENTS AGES.

Primipares.

15 à 18 ans,	147 accouchements,	7 décès	par fièvre	puerpérale,	1 sur 21.
19 à 22 ans,	859 —	25	—	—	1 — 34.
23 à 26 ans,	711 —	22	—	—	1 — 32.
27 à 35 ans,	495 —	39	—	—	1 — 13.
36 à 45 ans,	41 —	4	—	—	1 — 10.

(1) Oscar Commenge, Considérations sur la métro-péritonite puerpérale, à l'occasion d'une épidémie observée à Cochin en 1856 ; thèse. Paris, 1860.

(2) Duncan (d'Édimbourg), Mortalité puerpérale dans ses rapports avec l'âge de la femme. *Ann. d'hyg. publ. et de méd. légale*, 2e série, t. XXVI, 1866.

Multipares.

18 à 22 ans,	503 accouchements,	11 décès par fièvre puerpérale,			1 sur 46.
23 à 26 ans,	2,410 —	29	—	—	1 — 48.
27 à 35 ans,	2,967 —	74	—	—	1 — 40.
36 à 53 ans,	903 —	27	—	—	1 — 33.

On voit que les variations de la mortalité sont très-grandes, suivant que la femme est primipare ou multipare. C'est de 23 à 26 ans que la mortalité atteint son minimum, et à cette époque elle est d'un quart moins élevée chez les multipares. L'âge le plus avancé a sur la mortalité une influence plus grande que la jeunesse, et cette influence est plus marquée quand la femme est primipare.

Santé antérieure à la grossesse. — En divisant les constitutions en fortes, moyennes et faibles, M. Lasserre (1) a trouvé une mortalité d'autant plus grande que la constitution était plus affaiblie. Ces résultats n'ont pas été confirmés par les recherches ultérieures.

M. Hervieux (2) sur 190 malades en a trouvé 149 jouissant d'une bonne constitution, et 41 seulement dont la santé était faible ou détériorée par la misère, les privations, les maladies. Après avoir indiqué quelles étaient les affections antérieures accusées par ces 190 malades, après avoir montré que les femmes qui viennent accoucher dans les hôpitaux sont loin d'être toutes maladives ou dans des conditions de santé déplorables, il ajoute : « J'ai souvent, au contraire, surtout dans les années épidémiques, été frappé de la fraîcheur, de l'embonpoint, de la constitution robuste de la plupart des femmes qui sont emportées par le fléau puerpéral, tandis que les plus grêles, les plus débiles sont respectées ou résistent aux accidents dont elles sont atteintes. » M. Guyon (3) partage la même opinion, il n'attribue aucune valeur à l'état de santé antérieure ; « chaque jour, en effet, on voit le fléau frapper les femmes dont la santé est bonne, épargner celles qui sont chétives. »

(1) Lasserre, Recherches cliniques sur la fièvre puerpérale faites à la Maternité. Thèse, 1842.

(2) Hervieux, *loc. cit.*, page 25.

(3) Guyon, Revue critique, *Arch, gén. de méd.*, 6e série, 7e volume, 1866.

Parmi nos malades 13 jouissaient d'une bonne santé, 4 d'une santé médiocre, 3 seulement avaient une constitution très-affaiblie.

Santé pendant la grossesse. — Sur 20 malades, 14 fois nous avons noté l'absence complète d'accidents, 3 fois des vomissements fréquents pendant plusieurs mois sans amaigrissement, sans diminution appréciable des forces, une seule fois des vomissements incoercibles pendant les quatre derniers mois. Deux femmes ont été atteintes d'hémorrhagie abondante, due à une insertion vicieuse du placenta sur le col, l'une pendant six jours (2e obs.), l'autre pendant trois jours (13e obs.).

M. Jacquemier (1) a remarqué que la mortalité est plus considérable quand il y a un état morbide cachectique déterminé par des souffrances continuelles pendant la grossesse, par des pertes sanguines abondantes.

Primiparité. — Dans les tableaux relatifs à l'influence de l'âge publiés par M. Hugenberger, que je viens de reproduire, on voit la mortalité être à tout âge plus élevée chez les primipares que chez les multipares, et de plus le danger d'un premier accouchement être d'autant plus grand qu'il a lieu à un âge plus avancé.

MM. Charrier, Guyon, Hervieux, Tarnier sont unanimes à reconnaître une grande influence à la primiparité. Voici d'après M. Lasserre (*loc. cit.*) qu'elle serait la proportion des décès et des maladies entre les primipares et les multipares.

1,025 primipares, 89 malades, 66 décès, 1 sur 18,56.
1,314 multipares, 43 malades, 21 décès, 1 sur 62,57.

La primiparité n'a pas une action isolée; son chiffre de mortalité n'est aussi élevé que parce qu'il comprend dans des proportions variables et son influence, et celles de la longueur, des difficultés d'un premier travail et de l'intervention plus fréquente de l'accoucheur.

Détresse physique. — Si l'on examine quelles sont les conditions ordinaires de la vie chez les femmes qui viennent accoucher dans les hôpitaux, on trouve chez un grand nombre une habitation insalubre, une nourriture insuffisante, une santé affaiblie par les excès

(1) Jacquemier, *loc. cit.*, tome II, page 651.

de travail et de débauche, et on est porté à attribuer à la détresse physique une grande importance.

M. Lasserre (thèse, 1842) étudiant le rapport des conditions hygiéniques et morales d'un certain nombre de femmes avec leur mortalité, a trouvé :

2 mortes sur 88 femmes dans de bonnes conditions hygiéniques.
23 mortes sur 186 femmes dans de médiocres conditions hygiéniques.
62 mortes sur 182 femmes dans de mauvaises conditions hygiéniques.

La misère est souvent plus grande chez les filles-mères que chez les femmes mariées, chez les primipares que chez les multipares. La détresse physique intervient donc pour rendre plus élevé le chiffre de la mortalité chez les filles-mères et chez les primipares.

Cependant il ne faudrait pas donner à cette cause une trop grande valeur pour plusieurs raisons. Nous avons déjà remarqué que ce n'était pas parmi les femmes dont la santé était affaiblie que le fléau puerpéral faisait de plus nombreuses victimes. A un autre point de vue, observe-t-on une différence proportionnelle entre la misère des femmes des bureaux de bienfaisance et celle des femmes qui viennent accoucher dans les hôpitaux d'une part et les chiffres qui expriment leur mortalité d'autre part? La différence, peu importante quand il s'agit de la misère, est très-grande quand on compare leurs mortalités.

Voici d'après les statistiques nombreuses de M. Le Fort (1) quelle serait en Europe la différence entre la mortalité dans les hôpitaux et la mortalité en ville.

Hôpitaux : 888,312 accouchements, 30,594 décès ; proportion, 1 sur 29.
Ville : 934,781 accouchements, 4,405 décès ; proportions, 1 sur 212,20.

Il y a un écart considérable dans les conditions hygiéniques entre la femme inscrite aux bureaux de bienfaisance, et celle qui appartient à la classe riche, trouve-t-on un écart proportionnel dans les chiffres de mortalité après l'accouchement? La pauvreté, au contraire, semblerait être en ville une condition favorable à la guérison des suites de couches. Dans le rapport de Malgaigne au ministre de l'intérieur on trouve indiqués les deux chiffres de la mortalité

(1) Le Fort, Des maternités. Paris, 1866.

des femmes en couches dans les bureaux de bienfaisance et en dehors des bureaux.

En 1861, la mortalité des premières a été de 1 sur 194; celle des deuxièmes, de 1 sur 169.
En 1862, la mortalité des premières a été de 1 sur 164; celle des deuxièmes, de 1 sur 160.

Nous trouvons dans le travail de M. Vacher (1) le résultat suivant pour l'année 1865 : la mortalité des femmes en couches a été de 1,28 pour 1,000 naissances dans les arrondissements pauvres et de 3,52 pour 1,000 naissances dans les arrondissements riches ; l'arrondissement le plus frappé, celui de l'Opéra, est peut-être le plus riche; sa mortalité a atteint 5,83.

En résumé, il en est de la misère comme des autres causes individuelles que nous avons mentionnées ou que nous allons étudier, ces causes n'agisssent que comme prédisposantes ; et cette prédisposition suit l'état sanitaire de l'hôpital.

Détresse morale. — Personne n'ignore combien grande est la susceptibilité nerveuse chez les nouvelles accouchées, elle est telle que sous l'influence d'un motif quelconque, léger ou sérieux, on voit le pouls s'élever, des accidents graves se déclarer. Tous les médecins s'accordent à donner une grande importance à l'état moral ; que la douleur morale soit réelle, qu'elle soit le résultat d'un travail de l'imagination, comme la peur, sa valeur est la même.» Maintes fois, dit M. Témoin (2), nous avons vu d'une manière frappante des femmes presque guéries, ou en bonne voie de guérison, souvent même exemptes d'affections puerpérales, être prises tout à coup à la fin d'une journée dans laquelle elles avaient eu le douloureux spectacle de femmes mourant à côté d'elles ; c'est la peur, cette cause si bien reconnue dans toutes les affections épidémiques ; ou bien encore des nouvelles douloureuses leur arrivant du dehors, les jours de visite surtout. » (Page 47.)

Nous avons déjà indiqué l'importance de cette cause en examinant les conditions morales d'une fille-mère. J'ajouterai que, chez deux malades, nous avons vu les accidents se déclarer chez l'une et

(1) Vacher, Étude statistique sur la mortalité en 1865.

(2) Témoin, La maternité de Paris pendant l'année 1859, thèse. Paris, 1859.

s'aggraver chez l'autre dès le soir d'un jour de visite où elles avaient éprouvé une légère contrariété.

Acclimatement. — Les malades n'entrant à l'hôpital Saint-Louis qu'en travail et exceptionnellement un ou deux jours avant l'accouchement, les notes que j'ai pu recueillir sur l'acclimatement sont trop peu nombreuses pour pouvoir être reproduites ici. Cette question est encore à l'étude ; cependant les nouveaux faits rapportés par M. Trélat (1), par M. Hervieux (2) sont opposés à l'action favorable de l'acclimatement : les femmes qui viendraient à l'hôpital et y séjourneraient moins de huit jours, mourraient en plus grand nombre que celles qui séjourneraient plus de huit jours et surtout que celles qui entreraient en travail. L'influence du séjour serait d'autant plus dangereuse que le milieu serait plus infecté.

Travail et ses complications. — Un travail long et pénible a été regardé de tout temps comme une cause prédisposante importante des maladies puerpérales. Il suffit de considérer le relevé fait par M. Lasserre pour en apprécier les effets :

Travail durant moins de 6 heures : 845 accouchements, 19 décès, 1 sur 44,47.
Travail durant de 6 à 18 heures : 1,194 accouchements, 34 décès, 1 sur 35,11.
Travail durant plus de 18 heures : 296 accouchements, 54 décès, 1 sur 8,70.

M. Guyon (*loco cit.*) a remarqué que cette influence existait principalement en temps d'épidémie.

La fièvre puerpérale est également fréquente quand l'accouchement se fait avec une promptitude insolite. M. Tarnier (3), MM. Voillemier et Jacquemier pensent que cette promptitude tient à un état morbide produit par l'épidémie ou par une maladie antérieure ou concomitante. La femme serait donc exposée, non parce que l'accouchement est court, mais parce qu'il est rendu tel par les conditions fâcheuses dans lesquelles elle se trouve. Busch (4) a observé

(1) Trélat, Hygiène des maternités, Société de chirurgie.
(2) Hervieux, *loc. cit.*, pages 22-23.
(3) Tarnier, De la fièvre puerpérale, page 63.
(4) Jacquemier, *loc. cit.*, page 652.

à Marbourg, en 1822, que la maladie n'affectait guère que les femmes dont l'accouchement avait été prompt et facile.

L'inertie utérine qui survient dans la dernière période du travail ou après l'accouchement, a été égalcment regardée comme une cause active d'accidents puerpéraux. Pour la juger à sa juste valeur, il faut tenir compte de l'hémorrhagie qui en est souvent la conséquence et des moyens employés pour la combattre elle-même.

Travail chez les malades dont nous avons rapporté les observations. — Le travail a duré plus de dix-huit heures chez huit d'entre elles, de six à dix-huit heures chez dix, de cinq heures et demie à six heures chez deux. Quatre fois nous avons observé des vomissements abondants à la fin du travail; huit fois ils existaient sans fièvre, sans altération des traits, dépendant du travail même; une seule fois, avec fièvre, frissons, altération des traits, symptômes indiquant le début des accidents puerpéraux (3e observation).

Dans un cas, l'inertie utérine est venue dans la seconde moitié du travail, sans s'accompagner de signes permettant de la rattacher à une fièvre puerpérale. Le forceps a été appliqué et les accidents qui se sont déclarés dans les premiers jours étaient consécutifs au traumatisme utérin (7e observation). Dans un autre cas, inertie utérine après la délivrance, hémorrhagie abondante; les accidents ne se sont montrés que trois jours après. On ne peut donc, chez ces deux malades, regarder cette complication comme un signe de l'invasion de la fièvre puerpérale.

Une de nos malades est accouchée de deux jumeaux; M. Jacquemier (1) attribue aux grossesses gémellaires une influence fâcheuse. L'une d'elles est accouchée d'un mort-né. « Il y a longtemps que M. Dubois a montré que la présence d'un enfant mort-né dans l'utérus ne prédispose pas aux affections puerpérales. En 1856, sur quatre-vingt-neuf mort-nés, six seulement étaient de femmes qui succombèrent » (2).

La fréquence des accouchements avant terme a été signalée en temps d'épidémie. Les femmes qui accouchent prématurément seraient même plus souvent prises d'inflammations puerpérales que

(1) Jacquemier, *loc. cit.*, page 652.
(2) Tarnier, *loc. cit.*, page 63.

les autres. Nous n'avons pas observé un plus grand nombre d'avortements pendant l'épidémie. Cinq de nos malades sont accouchées avant terme, et dans quatre cas, l'accouchement prématuré était dû à une insertion vicieuse du placenta sur le col, à une grossesse gémellaire, à la présence d'un fœtus mort dans la cavité utérine. Dans le cinquième cas, l'accouchement a eu lieu à huit mois et demi, les accidents n'ont débuté que deux jours après.

Accouchements laborieux. — Une opération obstétricale, de quelque nature qu'elle soit, a été toujours regardée comme facilitant la manifestation des accidents puerpéraux. Dans le relevé de Riecke, cité par M. Jacquemier (*Manuel d'accouchements*), la mortalité qui est de 1 sur 346 dans les accouchements naturels, s'élève à 1 sur 12 1/2 dans l'accouchement artificiel. Dans un travail semblable, publié par M. Lasserre, pour l'année 1841, on compte sur :

16 applications de forceps.	5 décès.
21 versions.............	2 —
7 délivrances artificielles.	2 —

Dans la thèse de M. Charrier, on trouve pour 1854 20 décès sur 81 opérations.

Dans le relevé de Spath, reproduit par M. Le Fort (*loc. cit.*), sur 30 opérations pratiquées dans les derniers mois de 1861 et le mois de janvier 1862, il y a eu 9 décès, ce qui donne une mortalité de 30 p. 100. Le travail de M. Trélat (1), donne une mortalité de 38 p. 100 pour les opérations pratiquées à la Maternité de 1861 à 1865, la mortalité générale du service étant, pendant cette période, de 12 p. 100.

La mortalité après les opérations est donc très-élevée, les chiffres qui la représentent paraissent, à première vue, devoir augmenter de beaucoup la mortalité générale des femmes en couches; mais en réalité leur influence est à peine marquée, car les opérations sont rares et ne modifient que d'une façon insensible le chiffre général des décès.

La mortalité après les opérations présente un rapport remarquable avec la mortalité générale. Dans les statistiques publiées par M. Tré-

(1) Trélat, Hygiène des maternités, communication à la Société de chirurgie.

lat (*loc. cit.*), on voit ces deux mortalités s'élever et s'abaisser ensemble. M. Guyon (1) explique cette relation par l'intervention de l'influence épidémique. Cette influence apparaîtra de la façon la plus manifeste si nous étudions le résultat des opérations pratiquées à l'hôpital Saint-Louis en 1867.

Le nombre des opérations a été de 34, comprenant 18 applications de forceps, 12 versions, 3 céphalotripsies, 1 délivrance artificielle. En voici le résultat :

Applications de forceps,	18 :	15 guérisons,	3 morts.	
Versions pelviennes,	12	11 —	1 —	
Céphalotripsies,	3	2 —	1 —	
Délivrance artificielle,	1	1 —		

5 morts et 29 guérisons sur 34 opérations ; la mortalité a été de 1 sur 6,8, ou de 14,70 p. 100, la mortalité générale du service étant de 2,55 p. 100.

Comment se répartissent ces opérations ?

Dans le mois de janvier : 1 délivrance artificielle, guérison ; 1 version, mort.

En février, 2 applications de forceps suivies de mort.

En mars, 1 forceps dans l'excavation ; guérison.

En avril, 2 versions, 1 forceps dans l'excavation ; guérison.

En mai, 2 versions, 3 forceps dans l'excavation ; guérison.

En juin, 1 version, 1 forceps au détroit inférieur, 1 céphalotripsie ; guérison.

En juillet, 1 version, 1 forceps dans l'excavation, 1 céphalotripsie ; guérison.

En août, 2 versions, 1 forceps dans l'excavation ; guérison.

En octobre, 2 versions, 5 forceps, 3 au détroit supérieur, 2 dans l'excavation ; guérison.

En novembre, 1 forceps dans l'excavation, 1 céphalotripsie ; 2 morts.

En décembre, 1 version, 2 forceps, 1 au détroit supérieur, 1 dans l'excavation ; guérison.

En résumé, 2 décès en novembre, 2 en février, 1 en janvier. Dans les autres mois de l'année, quelque graves qu'aient été les opérations, toutes se terminent par la guérison. Or, comme nous le verrons plus loin, ces trois mois sont ceux dans lesquels la mortalité générale s'élève, non-seulement à l'hôpital Saint-Louis, mais encore dans presque tous les hôpitaux de Paris, sous l'influence d'une cause

(1) Guyon, Revue critique, page 467.

générale, l'épidémie. Les opérations sont donc une cause prédisposante aux affections puerpérales, cause des plus actives, mais seulement en temps d'épidémie. Leur résultat dépend essentiellement de l'état sanitaire du milieu dans lequel elles sont pratiquées; leur mortalité s'élève avec la mortalité générale et diminue avec elle. Ces rapports prouvent, de la façon la plus évidente, l'existence d'une cause générale sévissant à la fois sur toutes les accouchées, qu'elles aient subi ou non une opération.

En mettant de côté la détresse morale dont l'action se fait sentir à toutes les époques, aussi bien en ville qu'à l'hôpital, parmi les causes que nous venons d'étudier, nous n'en trouvons pas une qui nous explique pourquoi le chiffre de la mortalité des femmes en couches est plus élevé dans les hôpitaux qu'en ville; leur influence est plus ou moins grande à certaines époques, mais elle n'est jamais qu'adjuvante; elle prépare le terrain sur lequel se développera la maladie, mais ne crée pas la maladie.

Avant de passer à l'examen des causes propres au milieu dans lequel les femmes en couches se trouvent placées, étudions l'influence d'une cause également générale, l'influence des saisons.

Conditions atmosphériques. — Les épidémies de fièvre puerpérale ont été observées en toute saison. Le relevé fait par M. Lasserre des épidémies observées à la Maternité pendant douze années, de 1830 à 1841; celui de M. Témoin (1), comprenant les épidémies observées dans la même maison de 1814 à 1859; les tableaux de M. Hirsch (de Berlin), publiés par M. Le Fort, *Hygiène des Maternités*, le prouvent également. Mais ces statistiques établissent en même temps qu'elles sont plus fréquentes en hiver : sur 23 épidémies, 11 ont eu lieu en hiver, 5 en automne, 5 en été, 2 au printemps (thèse de Lasserre); sur 176 épidémies, on en trouve 85 en hiver, 37 au printemps, 34 en automme, 20 en été (tableaux de Hirsch).

La mortalité est aussi beaucoup plus élevée en hiver qu'en été.

Sur 18,108 femmes accouchées pendant les six mois d'hiver, 868 sont mortes; 4,78 p. 100.

Sur 15,956 femmes accouchées pendant les six mois d'été, 465 sont mortes; 2,90 p. 100. (Thèse de Lasserre.)

(1) Témoin, thèse citée, 1859.

Il en est de même à la Maternité de Vienne, comme on peut s'en assurer en examinant les tables de mortalité dressées par M. Spaeth et mentionnées par M. Hervieux (1).

Mortalité de la 1re clinique : 6,2 p. 100 six mois froids,
4,1 p. 100 six mois chauds.
Mortalité de la 2e clinique : 4,7 p. 100 six mois froids.
3,4. p. 100 six mois chauds.

Dans un relevé que nous avons fait dans les bureaux de la statistique à l'administration des hôpitaux, nous avons trouvé, de 1862 à 1867 :

Sur 19,317 accouchements dans les six mois froids : 833 décès, 4,38 p. 100.
16,919 — — chauds : 658 — 3,90 —

La mortalité est donc beaucoup plus considérable pendant les mois froids de l'année. Mais quelle en est la cause ?

Faut-il voir là un résultat des conditions météorologiques ? M. Dor (2) a publié la relation d'une épidémie qui a régné à Prague, en 1857. Dans ce travail, il appelle l'attention sur l'action des variations atmosphériques ; du 8 au 23 mars, il a vu la plus grande partie des femmes accouchées, quand le temps était froid et pluvieux, tomber malades et les accouchements n'être suivis d'aucun accident, quand le temps redevenait beau. Cette étude a été reprise par M. Hugenberger (3); ce médecin a fait, à l'Institut des sages-femmes de Saint-Pétersbourg, des recherches sur l'influence des variations barométriques et hygrométriques, il est arrivé à un résultat opposé à celui de M. Dor. Dans l'épidémie qu'il a observée, M. Tarnier (4) n'a rien vu qui puisse faire penser que les variations de la mortalité étaient dues aux variations de température.

Les effets des changements atmosphériques ne sont pas toujours identiques, ils varient et ne peuvent donc pas expliquer pourquoi la mortalité est toujours plus élevée en hiver qu'en été. Faut-il en chercher la cause dans le défaut de renouvellement de l'air ?

Le défaut ou l'insuffisance de l'aération augmentent la viciation

(1) Hervieux, *loc. cit.*, page 33.
(2) Dor, *Gaz. hebdomad.*, 1858.
(3) Cité par M. Lauth. *Ann. d'hygiène*, 2e série, 1866, t. XXVI.
(4) Tarnier, De la fièvre puerpérale, p. 61.

de l'air des salles, et facilitent l'infection; c'est une cause qui agit à la longue, qui peut expliquer la mortalité plus élevée que l'on observe en décembre, janvier, février et mars, et non celle qui existe habituellement en octobre et novembre.

M. Hervieux admet l'influence du froid et de l'humidité, influence qui se ferait sentir sur les nouvelles accouchées comme sur les autres personnes. Mais la question est complexe, pendant l'hiver en effet la misère est plus grande, le nombre des accouchements est plus considérable et produit l'encombrement.

La question de l'encombrement est une de celles qui paraissent résolues dès qu'elles sont posées; il semble en effet évident que plus une salle contiendra de femmes en couches, plus nombreuses seront les accouchées relativement aux dimensions de cette salle, plus élevé devra être le chiffre des décès. Cependant, si on consulte la statistique, il paraît au premier abord que le nombre de la population d'un service n'a pas cette influence fâcheuse; les mois les plus chargés d'accouchements seraient même ceux qui compteraient le moins de décès. La raison en est facile à donner : quand l'état sanitaire d'un service est bon, les accouchements s'y succèdent rapidement, les accouchées séjournent peu et sortent bientôt guéries pour faire place à de nouvelles femmes ; mais, quand on a observé plusieurs cas graves, on restreint, on suspend même pendant un temps plus ou moins long l'admission des femmes dans le service, de sorte que les mois dans lesquels arrivent plusieurs décès se trouvent être en même temps ceux qui comptent le moins d'accouchements. Comme nous allons le voir bientôt, l'encombrement agit en produisant la viciation, plus même que la viciation, l'infection de l'air; cette influence générale, cet empoisonnement de l'air a besoin d'un certain temps pour se développer, il lui faut une période d'incubation (1), ses effets ne se feront donc sentir que plus tard. C'est ce que nous avons constaté cette année à Saint-Louis ; pendant plusieurs mois l'état sanitaire avait été très-bon, mais le nombre des accouchements en mai a été très-considérable relativement aux dimensions de la salle, et la mortalité est revenue dans le mois de juin.

Infection. — La mortalité des femmes en couches dans un service

(1) Delore, Hygiène des maternités. Lyon, 1866.

d'accouchements présente, étudiée en elle-même, deux caractères : elle est habituellement, ordinairement élevée ; de temps en temps elle subit des oscillations, atteint un chiffre plus considérable. Il suffit de jeter les yeux sur la statistique de la mortalité d'un service un peu actif pour être frappé de l'existence de ces deux faits. Chacun d'eux reconnaît une cause différente ; l'infection rend compte de la mortalité habituelle, permanente.

Quelle est la nature de cette infection ? Comment se développe-t-elle ? Comment se transmet-elle ?

Les uns l'attribuent à la présence d'infusoires dans l'air vicié des salles (1) ; d'autres admettent un ferment, une substance animale ou végétale, un miasme. Aujourd'hui on ignore complétement quelle en est la nature ; cependant on ne doute pas de son existence, elle est prouvée par ses effets.

La réunion d'un certain nombre de femmes en couches dans une salle, nombre quelquefois trop élévé pour les dimensions de cette salle, la succession et la permanence de cette réunion, sont les causes principales du développement de l'infection ; ces causes peuvent être résumées en deux mots : agglomération, continuité de l'agglomération.

C'est un fait d'observation de tous les jours que l'accumulation d'un certain nombre de personnes dans un endroit fermé a une influence fâcheuse même sur celles qui jouissent d'une bonne santé, et que l'influence est d'autant plus dangereuse que l'accumulation est prolongée. Si, abstraction faite des maladies contagieuses, la réunion dans une même salle ne paraît pas avoir d'inconvénients pour les malades de médecine, il en est tout autrement dans un service de chirurgie. Là, nous voyons cette cause produire à la longue des accidents qui viennent compliquer les plaies et compromettre le résultat des opérations ; cependant, les plaies, qu'elles soient produites par un accident ou par l'intervention du chirurgien, ne remplissent pas tous les lits d'un service, elles y sont disséminées au milieu d'autres affections. Dans une salle de femmes en couches, au contraire, il n'y a que des accouchées et des nouveau-nés, et les causes de viciation de l'air y sont très-nombreuses. C'est l'écoulement des lochies souvent fétides,

(1) Lemaire, Académie des sciences, 1867.

l'écoulement et l'altération du lait, ce sont les sueurs abondantes, les sécrétions des nouveau-nés; ces causes sont de tous les instants, elles agisssent rapidement. Il suffit d'être entré une seule fois dans une salle de femmes en couches le matin avant que les fenêtres aient été ouvertes, pour être convaincu de la réalité de la viciation de l'atmosphère.

Mais, comme on l'a dit avec raison, la viciation n'est pas encore l'infection. Ces deux choses sont distinctes et peuvent être observées séparément. Nous avons vu, dans certains hôpitaux, des salles d'accouchements basses, mal aérées, dans de mauvaises conditions hygiéniques, et cependant les femmes en couches y guérissaient, y présentaient rarement d'accidents; et à côté, des salles grandes, belles, largement aérées, pourvues de tous les perfectionnements de l'hygiène dans lesquelles les femmes succombaient et en grand nombre. Dans le premier cas, l'air est seulement vicié; dans le second, il est infecté.

Pour prendre un élément de comparaison en dehors des hôpitaux, dans quel milieu accouchent les femmes pauvres, inscrites aux bureaux de bienfaisance? Dans une chambre peu élevée, mal éclairée et aérée, habitée par plusieurs personnes, les soins de propreté n'y sont pas observés comme dans les hôpitaux, toutes les causes de viciation de l'air sont là réunies, tandis qu'elles sont évitées pour la plupart avec soin dans les hôpitaux, et cependant quelle différence dans le chiffre de mortalité entre les accouchées des bureaux de bienfaisance et celles des hôpitaux ! Ainsi, la viciation et l'infection sont deux choses distinctes, qui peuvent exister isolées, mais qui sont souvent réunies.

L'infection indique quelque chose de plus que la viciation de l'air, elle suppose un empoisonnement soit par des infusoires, soit par un ferment, soit par un miasme, peu importe. Elle suppose l'existence, le développement d'un poison puerpéral.

Nous avons vu que l'agglomération et la continuité de l'agglomération sont les causes principales de cet empoisonnement; on comprend facilement que plus le nombre des femmes admises dans une salle sera grand, plus l'occupation en sera prolongée, plus grande sera la puissance du poison puerpéral et plus tenace son action. On arrive ainsi progressivement à une mortalité ordinairement élevée, à l'état que M. Hervieux (1) a décrit sous le nom d'*Empoisonnement chonique des salles*.

Comment se transmet l'infection? Il est vraisemblable d'admettre qu'elle pénètre non-seulement l'air d'une salle, mais aussi la literie, les murailles, qu'elle est répercutée par les objets environnants sur les femmes nouvellement accouchées et qu'elle est absorbée par la muqueuse des voies respiratoires. Cette transmission, qui se fait par l'intermédiaire des objets environnants, peut-elle avoir lieu directement d'une accouchée malade à une femme saine? Y a-t-il lieu de distinguer la contagion directe de la contagion indirecte? Entrent-elles en action dans des conditions semblables ou différentes? C'est ce que je vais examiner.

Un service d'accouchements étant donné, nouvellement ouvert, pendant un temps plus ou moins long, l'état sanitaire est très-bon, les maladies sont rares, toutes les femmes guérissent, les accouchements se succèdent nombreux et d'autant plus nombreux que le milieu est dans de bonnes conditions, que les accouchées séjournent moins longtemps après l'accouchement. Trois, quatre ou cinq mois après, quelquefois plus longtemps après, rarement moins, sous l'influence d'une cause légère, un peu d'encombrement par exemple, on voit se développer des accidents, un nombre plus ou moins grand de femmes tombent malades, elles guérissent pour la plupart, il est vrai, mais les convalescences sont longues; on observe quelques cas de morts, ceux-ci restent isolés. L'infection est alors dans la salle.

Quelles sont les affections que présentent les femmes en couches? Elles sont multiples, variables de forme et d'aspect; ce sont des péritonites partielles qui n'ont pas de tendance à se généraliser, des métrites, des phlébites des veines du bassin ou des membres inférieurs, des suppurations dans le tissu cellulaire des ligaments larges ou des membres; les symptômes locaux sont très-marqués, les symptômes généraux rares n'existent que dans les cas où il y a pénétration du pus dans le torrent circulatoire.

Peut-on invoquer la contagion pour expliquer le développement de ces accidents? Etablissons en premier lieu que la contagion est nécessairement secondaire, elle ne produit pas l'infection, elle ne

(1) Hervieux, *loc. cit.*, page 44.

peut qu'en étendre et propager l'action. Je ne crois pas que la contagion puisse être invoquée dans un milieu où il n'y a que de l'infection.

D'abord, les accidents sont rares, isolés pour ainsi dire, puis, comme je viens de le dire, leur forme est variable; je ne puis admettre qu'une femme atteinte d'une péritonite partielle puisse transmettre à ses voisines, d'un côté une métrite, de l'autre une phlébite des veines des membres inférieurs. En effet, comme le dit très-bien M. Guyon (1), « un germe contagieux doit se reproduire toujours identique, et les diversités de formes de l'affection puerpérale méritent d'être considérées quand il s'agit de contagion. » Cette opinion est aussi celle d'un grand nombre d'observateurs. Bristowe et Holmes (2) regardent les affections puerpérales épidémiques comme contagieuses, et les mêmes affections à l'état sporadique comme non contagieuses. Cette même distinction est établie et admise par M. Hervieux (3), par M. Tarnier (4). M. Churchill (5) partage cette opinion, il ne considère pas comme contagieux les cas simples, sporadiques de la fièvre puerpérale.

Mais continuons l'examen des accidents que nous avons observés pendant l'année, et nous allons voir intervenir une autre cause.

Épidémie. — Nous avons dit plus haut qu'en étudiant le relevé de la mortalité d'un service d'accouchements, on voit de temps en temps la mortalité s'élever, devenir considérable, les cas graves sont plus fréquents, les décès se rapprochent. Les maladies puerpérales, jusqu'alors variées et multiples, revêtent à peu près la même forme; les péritonites, que nous avions vues jusqu'alors rester partielles, localisées, se généralisent, s'étendent à tout le péritoine, soit d'emblée, soit par poussées successives. A l'infection ancienne vient s'ajouter une autre cause, inconnue comme la première, dans son

(1) Guyon, Revue critique, *loc. cit.*, page 472.

(2) Bristowe et Holmes, Rapport sur les hôpitaux de la Grande-Bretagne, 1863-1864.

(3) Hervieux, *loc. cit.*, page 47.

(4) Tarnier, *loc. cit.*, page 89.

(5) Fleetwood Churchill, *loc. cit.*, page 977.

essence, mais dont l'existence n'est que trop prouvée par ses effets désastreux. Les opinions sont partagées sur la nature de cette infection nouvelle qui vient s'ajouter à l'ancienne, où c'est la contagion, ou c'est l'épidémie. Je comprends sous ce nom une cause générale, non-seulement frappant à la fois un certain nombre de personnes, mais encore reproduisant « une véritable maladie identique dans tous ses exemples, sauf les modifications secondaires que l'idiosyncrasie, la constitution et le tempérament des individus frappés en grand nombre peuvent y introduire, sans toutefois que ces déviations très-légères l'écartent notablement de sa forme générale » (MM. Hardy et Béhier) (1).

A nos yeux, cette seconde cause est l'épidémie; la contagion viendrait seulement s'y ajouter, pour en propager l'action funeste. Cette opinion est basée sur l'examen des faits suivants.

Au mois de février, le jour même où l'on fermait la salle Saint-Ferdinand, à l'hôpital Saint-Louis, une femme enceinte entre à Henri IV sans avoir passé par le service d'accouchements; délivrée le même jour, elle est prise le lendemain d'une péritonite pelvienne, qui se généralise vingt-quatre heures après; elle succombe au quatrième jour de la maladie. A l'autopsie, cette femme présente des lésions identiques à celles que nous observions chez les malades de Saint-Ferdinand, comme pendant la vie elle en avait présenté les symptômes. Ainsi, même maladie revêtant la même forme; invasion également rapide, terminaison non moins prompte, mêmes altérations anatomiques. Peut-on invoquer la contagion, soit directe, soit par des tiers? Les deux salles sont situées dans des bâtiments isolés et distants l'un de l'autre; elles dépendent de services différents, elles ont chacune leur personnel médical, des religieuses et des filles de salle distinctes. Il n'y a eu aucune communication entre elles, la contagion n'a pas été possible; je ne puis donc voir dans ce cas qu'une preuve de l'influence de l'épidémie qui, concentrant d'abord ses effets dans le service d'accouchements, tend maintenant à s'étendre au dehors. Il y avait en même temps, dans la salle Henri IV, sept ou huit autres femmes en couches et pas une n'a présenté d'accidents.

Quatre jours après, une femme accouche dans la salle Saint-Thomas, qui est prise également et succombe après avoir pré-

(1) Hardy et Béhier, Traité de pathologie interne, tome I, page 73.

senté les mêmes symptômes. Dans ce cas encore, on ne peut invoquer la contagion; les mêmes conditions existent opposées à son developpement, service médical et personnel différents, salles éloignées l'une de l'autre. Une troisième malade a succombé à une péritonite puerpérale en dehors de la salle Saint-Ferdinand, mais elle est accouchée le 7 mars, et celle dont nous venons de parler est morte le 11; toutes deux étaient dans la salle Saint-Thomas, et quoique les lits fussent distants l'un de l'autre, on peut attribuer ce cas aussi bien à l'épidémie qu'à la contagion.

Du mois de mars au mois d'octobre, pas de décès par maladie puerpérale en dehors du service d'accouchements. Dans le mois de novembre, en même temps que nous observons une nouvelle poussée à Saint-Ferdinand, une quatrième femme est prise à Saint-Thomas et succombe en six jours.

Ainsi, laissant de côté l'examen des faits qui se sont passés dans le service d'accouchements, parce que les accidents se produisant dans le même milieu, peuvent, suivant les opinions, être aussi bien rapportés à la contagion qu'à l'épidémie sans que l'on puisse prouver le contraire, nous voyons à l'hôpital Saint-Louis la mortalité s'établir en même temps dans des parties éloignées, isolées les unes des autres, n'ayant entre elles aucun point de contact direct ou indirect; quand la mortalité s'élève dans le service d'accouchements, on observe dans les autres salles un ou deux décès; les malades de part et d'autre présentent les mêmes symptômes pendant la vie, les mêmes lésions anatomiques à l'autopsie.

Grâce à la bienveillance toute particulière de M. Husson, qui a bien voulu m'autoriser à prendre dans les documents statistiques de l'administration les renseignements que je pouvais désirer, je puis étudier comparativement la mortalité des femmes en couches dans les différents hôpitaux.

SERVICES D'ACCOUCHEMENTS DES HÔPITAUX DE PARIS.

Nombre d'accouchements, mortalité par fièvre puerpérale et autres maladies, proportion pour 100, pendant l'année 1867.

	Hôtel-Dieu.				Pitié.			
	Nombre d'accouch.	Déces fièv. p.	Décès autres.	Proport. p. cent.	Nombre d'accouch.	Décès fiév. p.	Décès autres.	Proport. p. cent.
Janvier. . .	93	4	2	6,45	37	1	»	2,70
Février. . .	92	2	1	3,26	42	1	»	2,38
Mars. . . .	99	2	1	3,03	56	»	»	»
Avril. . . .	86	1	2	3,49	44	1	1	4,55
Mai.	98	2	»	2,04	48	1	»	2,08
Juin.	83	1	»	1,20	49	»	»	»
Juillet. . . .	99	1	»	1,01	49	»	1	2,04
Août. . . .	85	»	2	2,35	41	2	»	4,88
Septembre.	85	»	»	»	36	»	»	»
Octobre. . .	81	»	»	»	36	»	1	2,78
Novembre.	81	3	1	4,94	55	4	1	9,09
Décembre.	54	»	»	»	52	1	2	5,77
Total. . .	1,036	16	9	2,41	545	11	6	3,12

	Charité.				Saint-Antoine.			
	Nombre d'accouch.	Décès fiév. p	Décès autres.	Proport. p. cent.	Nombre d'accouch.	Décès fiév. p.	Décès autres.	Proport. p. cent.
Janvier. . .	38	»	»	»	64	1	1	3,13
Février. . .	40	2	2	10,00	52	5	»	9,62
Mars. . . .	40	1	1	5,00	32	5	»	15,63
Avril. . . .	40	3	»	7,50	52	»	1	1,92
Mai.	42	»	2	4,76	66	1	1	3,03
Juin.	47	»	1	2,13	54	»	»	»
Juillet. . . .	34	2	2	11,78	55	»	1	1,82
Août. . . .	36	»	»	»	49	1	»	2,04
Septembre.	30	»	»	»	57	»	1	1,75
Octobre. . .	43	1	2	6,98	51	2	1	5,88
Novembre.	45	2	»	4,44	42	6	»	14,29
Décembre.	39	2	1	7,69	50	2	»	4,00
Total. . .	474	13	11	5,06	624	23	6	4,65

Necker.

	Nombre d'accouch.	Décès fièv. p.	Décès autres.	Proport. p. cent.
Janvier. . .	24	2	»	8,33
Février. . .	33	6	1	21,21
Mars. . . .	28	»	»	»
Avril. . . .	23	1	»	4,35
Mai.	24	»	»	»
Juin.. . . .	27	1	»	3,70
Juillet.. . .	21	1	2	14,29
Août. . . .	24	»	1	4,17
Septembre.	21	»	»	»
Octobre. . .	22	»	»	»
Novembre.	22	1	»	4,55
Décembre.	31	»	1	3,23
Total. . .	300	12	5	5,67

Cochin.

	Nombre d'accouc.	Décès fièv. p.	Décès autres,	Proport. p. cent.
Janvier	43	4	»	9,30
Février	45	1	»	2,22
Mars	48	»	2	4,17
Avril	47	6	1	14,89
Mai	45	1	»	2,22
Juin	53	»	1	1,86
Juillet	45	»	1	2,22
Août	57	»	»	»
Septembre	48	»	2	4,17
Octobre	60	1	1	3,33
Novembre	16	12	1	81,25
Décembre	47	1	»	2,13
Total	554	26	9	6,32

Beaujon.

	Nombre d'accouch.	Décès fièv. p.	Décès autres.	Proport p. cent.
Janvier. . .	38	»		»
Février. . .	26	1		3,85
Mars. . . .	21	»		»
Avril. . . .	35	»		»
Mai.	28	2		7,14
Juin.	35	»		»
Juillet . . .	23	»		»
Août. . . .	33	1		3,03
Septembre.	38	1		2,63
Octobre. . .	27	»		»
Novembre..	31	»		»
Décembre,.	28	»		»
Total. . .	363	5		1,38

Lariboisière.

	Nombre. d'accouch.	Décès. fièv, p.	Décès. autres.	Proport. p. cent.
Janvier	93	1	»	1,08
Février	76	6	1	9,21
Mars	88	2	1	3,41
Avril	89	»	1	1,12
Mai	95	2	»	2,11
Juin	86	1	2	3,49
Juillet	90	1	1	2,22
Août	87	»	2	2,30
Septembre	86	1	1	2,33
Octobre	89	»	»	»
Novembre	91	2	2	4,40
Décembre	85	1	»	1,05
Total	1065	17	11	2,63

Saint-Louis.

	Nombre d'accouch.	Décès fièv. p.	Décès autres.	Proport. p. cent.
Janvier. . .	98	3	»	3,06
Février. . .	65	6	1	10,88
Mars. . . .	85	»	1	1,18
Avril. . . .	91	2	»	2,20
Mai.	98	»	1	1,02
Juin.. . . .	101	2	1	2,97
Juillet.. . .	101	1	»	0,99
Août. . . .	77	1	2	3,90
Septembre.	86	1	»	1,16
Octobre.. .	89	1	»	1,12
Novembre.	74	3	2	6,76
Décembre.	89	1	»	1,12
Total. . .	1,054	21	8	2,75

Lourcine.

	Nombre d'accouch.	Décès fièv. p.	Décès autres,	proport. p. cent
Janvier	1	»	»	»
Février	2	»	»	»
Mars	8	»	»	»
Avril	3	»	»	»
Mai	6	»	»	»
Juin	3	»	»	»
Juillet	5	1	»	6,6
Août	5	»	»	»
Septembre	2	»	»	»
Octobre	2	»	»	»
Novembre	4	»	»	»
Décembre	6	»	»	»
Total	47	1	»	2,13

	Clinique.				Maternité.			
	Nombre d'Accouc.	Décès fièv. purp.	Décès autres.	proport. p. cen	Nombre d'accouch.	Décès fièv. p.	Décès autres.	proport. p. cent.
Janvier. . .	82	1	»	1,22	100	7	3	9,00
Février. . .	66	1	1	3,03	99	3	2	5,05
Mars. . . .	78	1	7	10,26	91	7	1	8,79
Avril. . . .	74	»	3	4,05	82	4	»	4,88
Mai.	65	3	2	7,69	83	2	1	3,61
Juin. . . .	77	2	2	5,19	81	1	»	1,23
Juillet. . .	60	4	3	11,67	87	1	»	1,15
Août. . . .	56	4	2	10,71	87	6	1	8,05
Septembre.	63	7	»	11,11	78	2	1	3,85
Octobre. . .	56	4	1	8,93	80	6	»	7,50
Novembre.	65	5	4	13,85	114	7	»	6,14
Décembre..	58	1	3	6,90	112	»	»	»
Total. . .	800	32	29	7,63	1,094	46	8	4,94

Résumé.

	Nombre d'accouchements.	Décès fièvres puerpér.	Décès autres.	proportion p. cent.
Janvier.	711	24	6	4,22
Février.	638	34	9	6,74
Mars.	674	18	14	4,75
Avril.	666	18	9	4,05
Mai.	698	14	7	3,01
Juin.	696	8	7	2,16
Juillet.	669	11	11	3,29
Août.	637	15	10	3,93
Septembre. . . .	630	12	5	2,70
Octobre.	636	15	6	3,30
Novembre. . . .	640	45	11	8,75
Décembre. . . .	661	9	7	2,42
Total.	7,956	223	102	4,07

En examinant ces tableaux qui indiquent pour chaque hôpital le nombre d'accouchements, le nombre de décès, et leur proportion pour 100, on voit que, pendant l'année 1867, la moyenne de la mortalité générale des femmes en couche dans les hôpitaux de Paris a été de 4,07 p. 100; cette moyenne a été dépassé en janvier, février, mars et novembre.

Les hôpitaux dans lesquels la mortalité s'est élevée au delà de la moyenne propre à chacun d'eux, sont :

Pour le mois de janvier : l'Hôtel-Dieu, Necker, Cochin, Saint-Louis, la Maternité;

Pour le mois de février : l'Hôtel-Dieu, la Charité, Saint-Antoine, Necker, Beaujon, Lariboisière, Saint-Louis, la Maternité;

Pour le mois de mars : l'Hôtel-Dieu, Saint-Antoine, Lariboisière, la Clinique, la Maternité.

Mais, quand on étudie ainsi la mortalité dans tous les hôpitaux, il faut tenir compte de certains faits particuliers qui se sont passés dans plusieurs d'entre eux. Ainsi Saint-Louis ne figure plus dans le mois de mars à côté des hôpitaux dont la mortalité a été considérable; en voici la raison : Le service d'accouchements a été fermé du 15 février au 11 mars; pendant cet intervalle les femmes en couches ont été reçues en moins grand nombre, ont été disséminées dans toutes les salles; on a ainsi opposé une mesure radicale à l'extension de l'épidémie; puis, quand la salle a été ouverte le 11 mars, les conditions du milieu n'étaient plus les mêmes et la mortalité avait cessé.

Je cite complétement le passage suivant emprunté au rapport de M. Besnier (1), lu à la Société médicale des hôpitaux, passage qui explique pourquoi la mortalité des femmes en couches à l'hôpital Necker est descendue de 21,21 p. 100 en février, à 0 dans le mois de mars. «A l'hôpital Necker, M. Potain a observé en janvier, dans son service d'accouchements, une petite épidémie de fièvres puerpérales qui s'est déclarée vers la fin du mois, et a emporté successivement 3 femmes dans l'espace de quatre semaines environ. M. Potain changea alors le service d'accouchements de salle, et l'épidémie n'a pas continué; mais il lui est resté quelques doutes sur l'influence du changement de salle opéré. Et ce qui lui inspire ces doutes, c'est que les accidents n'ont pas cessé aussitôt de se montrer, mais qu'on a vu encore un certain nombre de femmes prises successivement de métrites et de métro-péritonites de moins en moins graves et non mortelles, comme il arrive dans une épidémie qui s'épuise. Quant aux causes qui ont amené cette sorte de petite épidémie, il n'en a pu saisir aucune. Rien n'avait été changé aux mesures d'hygiène habituelles, ni aux usages du service, rien n'y a été changé depuis, et il n'y a plus de péritonites, ou du moins il n'y en a plus que sous une forme excessivement restreinte. L'encombrement n'était pas plus grand à l'époque de l'épidémie; il n'est pas moindre

(1) *Union médicale*, 1867, 2e volume, page 116.

maintenant; peut-être, comme il faisait assez froid à cette époque, ouvrait-on un peu moins les fenêtres, et cependant on les ouvrait beaucoup. »

Ainsi, en effet, se comportent les épidémies; et les causes qui président à leur disparition nous échappent comme celles qui en provoquent le développement.

A partir de cette époque, la mortalité devient et reste moins élevée jusqu'au mois de novembre, où elle présente une nouvelle ascension. Huit hôpitaux voient leur moyenne dépassée en novembre, ce sont : l'Hôtel-Dieu, la Pitié, Saint-Antoine, Cochin, Lariboisière, Saint-Louis, les Cliniques, la Maternité. A la Charité et à Necker le chiffre de mortalité s'élève et atteint de près la moyenne de l'année. Il n'y a donc pas là un fait isolé, une mortalité exceptionnelle propre à un ou deux hôpitaux ; tous voient leur nombre de décès augmenter, et la cause qui détermine cette élévation en novembre, disparaît avec le mois : les décès descendent de 56 en novembre, à 16 en décembre pour tous les hôpitaux.

Il nous semble que l'existence d'une cause générale, de l'épidémie, ne peut être mise en doute ; son existence est prouvée d'abord par la similitude d'aspect, de forme des accidents puerpéraux qui tous présentent les mêmes symptômes, les mêmes altérations anatomiques ; puis par la coïncidence d'une mortalité considérable non-seulement dans les salles distinctes d'un même hôpital, mais encore dans tous les hôpitaux.

Je ne puis reproduire ici les renseignements qui m'ont été donnés concernant la mortalité des femmes en couches dans les bureaux de bienfaisance, parce qu'il sont incomplets ; il ne suffit pas en effet de savoir si dans le mois de novembre il y a eu plusieurs cas de fièvre puerpérale parmi les femmes accouchées à domicile, il faut de plus, au point de vue de la cause que j'étudie, avoir les mêmes données pour les autres mois de l'année.

En jetant les yeux sur les tableaux précédents, on voit de plus, qu'à certaines époques de l'année, un ou deux hôpitaux seulement ont une mortalité exceptionnelle; ces faits ne peuvent détruire ceux que j'ai avancés; en effet les causes de la fièvre puerpérale sont multiples, des causes locales existent très-puissantes qui font qu'à certains moments on voit un service être infecté, et le service voisin ne pas l'être; mais au-dessus de toutes ces causes locales est une cause générale et cette cause est l'épidémie.

Si la simultanéité des accidents puerpéraux est une preuve de l'existence de l'épidémie, leur similitude n'en est pas une moins grande. De tout temps on a indiqué l'identité des symptômes et des lésions dans les épidémies de fièvre puerpérale et leur variabilité d'une épidémie à une autre épidémie, en sorte que chaque épidémie a son génie particulier, est comme une individualité morbide particulière. « Telle année, tel mois sont caractérisés par une rapidité singulière dans la marche de la fièvre puerpérale, tel autre par le développement lent et progressif de ces mêmes affections; celle-ci par la bénignité de la maladie, celle-là par l'extrême gravité des symptômes; l'une par la prédominance de certaines altérations, l'autre par le succès de certaines méthodes thérapeutiques » (Tonnelé) (1).

M. Charrier (2) a observé, dans la même année, une double épidémie, caractérisée l'une par une inflammation du péritoine, l'autre par une inflammation des plèvres.

M. Témoin (3) a vu, en 1859, régner épidémiquement d'abord une phlébite utérine avec abcès métastatiques et infection purulente, puis une métro-péritonite à marche rapide (40 décès en un mois), enfin une métro-péritonite compliquée d'angioleucite.

M. P. Dubois (4) a observé une épidémie des plus remarquables. Presque toutes les femmes qui succombaient présentaient des perforations intestinales; une élève sage-femme est prise pendant l'époque menstruelle, succombe à la même maladie, et à l'autopsie on trouve une perforation intestinale.

L'épidémie dont nous avons été témoin était caractérisée par des péritonites générales d'emblée ou généralisées.

Contagion. — Si l'existence de l'épidémie comme cause générale des maladies puerpérales a été mise en doute par quelques observateurs distingués, il n'en est plus de même de la contagion. Tous l'admettent, les opinions se divisent seulement quand il s'agit de

(1) Tonnelé, *Arch. gén. de méd.*, 1822, page 362.
(2) Charrier, thèse citée, 1855.
(3) Témoin, thèse. Paris, 1859.
(4) Cité par M. Tarnier, page 141.

l'importance qu'il faut lui donner. Pour MM. Trélat et Le Fort pour M. Lauth (1) elle est la cause unique de la haute mortalité qui existe dans les hôpitaux, elle seule la détermine. Nous avons vu que MM. Churchill, Guyon, Hervieux, Tarnier, en font une dépendance de l'épidémie dont elle se bornerait à étendre l'action.

Elle peut se produire avant ou après l'accouchement, être transmise directement ou par des tiers.

Je n'ai pas eu l'occasion d'observer des faits de contagion d'une accouchée malade à une femme enceinte; MM. Hervieux (2), Tarnier et Charrier en ont vu un certain nombre de cas.

Deux de nos malades ont été prises pendant l'accouchement; dans aucun des deux cas, je ne trouve rien qui puisse faire supposer la transmission des accidents d'une femme malade à ces accouchées, ou la contamination par la salle d'accouchements elle-même. M. Lauth (3) est le premier qui ait admis que la contamination pouvait se faire dans la salle d'accouchements, par le fait de l'infection produite par les femmes pendant le travail; il s'appuie sur des faits observés à la maternité de Vienne, en 1854. En examinant ces faits, on voit d'abord que quelques-unes de ces accouchées étaient déjà malades avant d'arriver à la salle d'accouchements; puis, comme le fait remarquer avec raison M. Trélat (4), où trouverait-on une salle de travail dans des conditions approchant de la salle de travail de la première clinique de la maternité de Vienne; d'après M. Lauth lui-même, c'est une salle mal aérée, où l'on respire une odeur infecte, renversante, une salle qui n'est lavée qu'une fois tous les huit ou quinze jours.

Les faits de contagion d'une accouchée malade à une accouchée saine sont difficiles à apprécier; en effet, ils peuvent être attribués à l'épidémie comme à la contagion; cependant, ils sont universellement admis, et pour deux femmes couchées, l'une au n° 14, l'autre

(1) Lauth, Études sur les maternités. *Loc. cit.*

(2) Hervieux, *loc. cit.*, page 52.

(3) Lauth, *loc. cit.*, page 307.

(4) Trélat, Études sur l'origine, la marche, la terminaison des maladies puerpérales dans les maternités. *Ann. d'hyg. publ.*, 2e série, 1867, tome 27, page 266.

au n° 26 de Saint-Ferdinand, dont j'ai rapporté les observations, il est presque certain que les accidents ont été transmis par les femmes malades occupant les lits voisins.

Les faits de transmission par des tiers comprennent d'abord les faits de contagion produits par des médecins venant de faire des autopsies. Je ne ferai que rappeler les deux faits de M. Depaul (1), le fait de M. Danyau (2), ceux de Campbell (d'Édimbourg) et de Warrington (de Philadelphie) (3), qui prouvent l'existence de ce mode de transmission.

Mais il y a loin de ces quelques faits très-rares à la théorie de Semmelweis (4). Pour le professeur d'obstétrique de Pesth, il n'y a pas d'autre cause de la fièvre puerpérale que la suivante : les étudiants ou les docteurs qui vont de l'amphithéâtre de dissection à la salle d'accouchements ne se lavent pas convenablement les mains et infectent les femmes en travail ; il n'y a pas d'autre moyen prophylactique que de faire des lotions manuelles avec une solution de chlorure de chaux avant d'entrer dans la salle d'accouchements. Cette théorie a été vivement combattue en France ; elle a été également battue en brèche en Allemagne par des accoucheurs remarquables, par Kiwisch, Scanzoni, Seyfert, Braün, etc., qui ont montré que le point de départ de Semmelweis était erroné, et que les précautions qu'il avait prescrites n'avaient pas empêché le développement de nouveaux accidents.

Toutes les précautions ont été prises à Saint-Louis contre cette cause ; les autopsies ont toutes été faites après la visite du matin, et jamais je ne suis retourné le soir même dans les salles, sauf le 17 février, pour voir une malade gravement prise depuis trois jours et qui fut la dernière de la première série des décès (9e observation).

De ces faits de contagion il convient de rapprocher les faits à peu près semblables observés par des médecins ou par des sages-femmes qui voient les accidents se multiplier dans leur clientèle, tandis que leurs confrères n'en ont aucun à déplorer. A côté de faits trop réels,

(1) Depaul, Académie de médecine, 2 mars 1858.

(2) Danyau, Académie de médecine, 6 avril 1858.

(3) Fleetwood Churchill, *loc. cit.*, page 979.

(4) Semmelweis, Nature, étiologie et prophylaxie de la fièvre puerpérale. *Arch. gén. de méd.*, 5e série, tome 19.

heureusement rares, d'autres ont été placés qui prêtent à la discussion et qui s'expliquent mieux par la coïncidence que par la transmission directe; ainsi sont ceux du Dr Rutter (de Philadelphie), rapportés par Meigs.

Enfin la transmission peut se faire par des femmes enceintes venant d'un milieu malade; ce mode de contagion a déjà été mentionné par M. Tarnier (1), par M. Labéda (2). Un fait pareil est arrivé l'an dernier à la Pitié. Le 12 novembre, après plusieurs cas de mort observés dans son service à l'hôpital Saint-Antoine, M. Lorain (3) ordonne l'évacuation de la salle. 3 femmes enceintes, l'une ayant séjourné dans le service quarante-huit heures, les deux autres seulement quelques heures, sont conduites à la Pitié et placées dans le service de M. Empis ; l'une d'elles accouche, est prise après l'accouchement et succombe; à sa suite, 2 femmes antérieurement dans le service sont atteintes, et la 4e malade fut encore une des 3 venues de Saint-Antoine.

Les faits qui prouvent la contagion sont nombreux, et leur fréquence varie avec le mode de transmission; mais ce serait aller au delà des faits que de regarder la contagion comme la cause principale de la fièvre puerpérale ; elle n'est qu'un agent de propagation de la maladie épidémique.

En résumé :

1o Il existe deux causes de la mortalité des femmes en couches dans les Maternités, l'une est locale, l'autre est générale.

2o La première est due à la réunion d'un grand nombre d'accouchées dans des salles spéciales et à la continuité de cette réunion. L'infection qui en résulte explique le chiffre habituellement élevé de la mortalité dans les services d'accouchements; les affections puerpérales que l'on observe sont multiples, différentes d'aspect et de forme.

(1) Tarnier, *loc. cit.*, page 82.

(2) Labéda, Réflexions et observations sur la fièvre puerpérale, thèse. Paris, 1865.

(3) Lorain, Société médicale des hôpitaux, 22 novembre 1867.

3° La seconde, inconnue comme la précédente dans sa nature, produit une mortalité exceptionnelle, sévit en même temps sur des endroits différents, les accidents puerpéraux revêtent un aspect et une forme identiques ; cette cause est l'épidémie.

4° Quant à la contagion, elle n'existe qu'en temps d'épidémie, et propage la maladie épidémique dont elle n'est que le corollaire.

FIN.

A. Parent, imprimeur de la Faculté de Médecine, rue Mr-le-Prince, 31.

www.ingramcontent.com/pod-product-compliance
Ingram Content Group UK Ltd.
Pitfield, Milton Keynes, MK11 3LW, UK
UKHW021058200726
13857UKWH00003B/985

9 782012 939929